JE T'AIME, JE TE LAISSE PARTIR

LE DERNIER VOYAGE DE VOTRE CHEVAL

Remco Sikkel

ISBN 978-94-93034-28-0
Titre original : In liefde loslaten : de laatste reis van je paard

éditions
ChezChevaux.eu

Du même auteur :

- La fourbure : comprendre, guérir, prévenir
  (ISBN 978-94-93034-00-6)
- La fourbure en questions : plus de 200 réponses
  (ISBN 978-94-93034-07-5)
- PPID décrypté : le guide indispensable
  (ISBN 978-94-93034-15-0)

Photo couverture : Painted Bar Stables

Ce livre est rédigé à des fins purement informatives. Malgré le soin apporté à sa composition, il se peut qu'il contienne des erreurs typographiques, des inexactitudes ou des contradictions. Les informations qui y sont présentées ne sont en aucun cas destinées à se substituer à un avis médical professionnel. Ni l'auteur, ni l'éditeur ne pourront être tenus responsables de tout dommage, direct ou indirect, résultant de l'utilisation des informations contenues dans cet ouvrage.

Partout où le pronom masculin « il » est utilisé dans ce livre, il pourrait également s'agir de « elle » ou de « iel » (pronom neutre). Dans un souci de lisibilité et bien qu'il y ait en France plus de femmes que d'hommes vétérinaires, le choix a été fait d'utiliser le masculin singulier.

Lorsque nous parlons de chevaux, nous faisons référence aussi bien aux chevaux qu'aux poneys, aux ânes et à leurs croisements.

SOMMAIRE

QU'EST-CE QUE L'EUTHANASIE ?

PRÉPARATION ET DÉMARCHES PRATIQUES

PRÉPARATION ÉMOTIONNELLE

LE DEUIL

AVANT-PROPOS

En tant qu'auteur de livres sur la fourbure, le syndrome de douleur palmaire du pied et le PPID[1], je reçois presque quotidiennement des messages de personnes désespérées qui luttent, aux côtés de leur cheval, poney ou âne, contre ces maladies invalidantes. Il est terriblement pénible de voir que certains, malgré tous leurs efforts, doivent finalement dire adieu à leur animal bien-aimé.

En tant que pareur équin, j'y suis également confronté. Chaque fois, cela me chagrine profondément lorsqu'un client m'appelle pour m'annoncer qu'un cheval, que je connais depuis des années et pour lequel j'ai fait tout ce qui était en mon pouvoir pour le maintenir sans douleur ou le guérir, n'a pas survécu. Dans le récit, page 66, le pareur, c'est moi.

À l'approche de la fin inéluctable ou lorsque le verdict est déjà tombé, de nombreux propriétaires de chevaux sont en proie non seulement à un chagrin intense et parfois à des sentiments de culpabilité, mais aussi à une multitude de questions. Ces questions peuvent être d'ordre pratique : comment le vétérinaire procède-t-il à une euthanasie, les soins palliatifs sont-ils une option, combien coûte l'incinération d'un cheval et quels sont les aspects juridiques ? Cependant, la grande majorité des questions concernent la préparation émotionnelle, le processus de deuil, la manière d'aider les enfants à surmonter leur tristesse lorsque leur poney adoré n'est plus là, ou encore les réactions des autres chevaux.

Dans ce livre, j'aborde de façon aussi claire et objective que possible les différents aspects de l'euthanasie chez les chevaux. Il ne vous rendra pas votre compagnon, mais qui sait, une meilleure connaissance de ce sujet pourra peut-être adoucir un peu les angles vifs de votre chagrin. Moins vous aurez de points d'interrogation, plus vous pourrez vous concentrer sur l'essentiel : l'adieu à votre fidèle ami.

Remco Sikkel

---

1 Ces deux dernières affections étaient respectivement connues autrefois comme le syndrome naviculaire et la maladie ou le syndrome de Cushing.

QU'EST-CE QUE L'EUTHANASIE ?

DÉFINITION

L'euthanasie chez les animaux, également connue sous le nom de « mise au repos » est une procédure vétérinaire conçue pour mettre fin à la vie d'un animal de manière rapide, indolore et sans stress.

L'objectif principal de l'euthanasie est de mettre fin à la souffrance de l'animal ou d'empêcher une aggravation de celle-ci. Le bien-être physique et mental de l'animal est le facteur déterminant de cette décision.

L'HISTOIRE DE L'EUTHANASIE CHEZ LES CHEVAUX

L'euthanasie chez les chevaux est une pratique qui remonte à plusieurs siècles. Dans l'Antiquité, mettre fin à la vie d'un cheval gravement blessé ou malade était considéré comme un acte de compassion. Des raisons pratiques jouaient également un rôle majeur. En effet, soigner et maintenir en vie un cheval qui n'avait plus d'utilité était souvent jugé inutile, voire impossible.

Les méthodes employées à cette époque étaient généralement primitives et violentes. Sans entrer dans les détails, on peut affirmer que la méthode la plus éthique, selon nos critères modernes, consistait à trancher la gorge de l'animal.

Moyen Âge

Au début et au haut Moyen Âge, l'euthanasie des chevaux était souvent réprouvée pour des raisons religieuses. On croyait que seul Dieu pouvait donner et reprendre la vie. Des exceptions étaient toutefois faites pour les chevaux considérés comme dangereux ou inutilisables.

À partir de la fin du Moyen Âge, les armes à feu, de plus en plus sophistiquées, se sont répandues en Europe. Leur utilisation est devenue un moyen rapide et plus sûr de mettre fin à la vie d'un cheval, offrant ainsi une alternative moins violente que les méthodes plus anciennes.

XVIIIe et XIXe siècles

Aux XVIIIe et XIXe siècles, on a recherché des manières plus éthiques de mettre fin à la vie des animaux. Cette évolution est principalement due à l'essor et au développement de la médecine vétérinaire, qui a introduit les premières méthodes d'euthanasie sous anesthésie. Cela a rendu la procédure considérablement moins douloureuse.

Un deuxième facteur a été la prise de conscience croissante du concept de bien-être animal, une notion qui était jusque-là peu répandue. Parallèlement, la philosophie a alimenté le débat sur l'éthique du maintien de la souffrance, qu'il s'agisse de l'homme ou de l'animal.

XXe siècle

Au XXe siècle, l'euthanasie chez les animaux est devenue une pratique de plus en plus courante. L'introduction de sédatifs plus efficaces, tels que les barbituriques (en 1931), a contribué à cette normalisation, de même que la reconnaissance progressive de l'existence de la douleur et de la souffrance chez les animaux.

D'OÙ VIENT LE MOT ?

Le mot « euthanasie » est d'origine grecque. Il est composé des termes « Eu », qui se traduit par « bien » ou « heureux » et « Thanatos », qui signifie « mort ». La traduction littérale d'euthanasie est donc « bonne mort » ou « mort heureuse ».

Dans son sens grec originel, l'euthanasie désignait une mort paisible et naturelle, sans souffrance inutile. Elle était perçue comme une manière idéale de mourir, en particulier pour les personnes âgées ou malades.

La signification moderne de l'euthanasie est plus spécifique et fait référence à l'intention de mettre fin à la vie d'un être vivant qui subit une souffrance insupportable, sans espoir d'amélioration ou de guérison. D'autres termes pour désigner l'euthanasie sont « mort de la miséricorde » et « mort de compassion », bien que ces expressions soient aujourd'hui assez archaïques.

LES RAISONS DE L'EUTHANASIE

De nombreuses raisons peuvent motiver la décision d'euthanasier un cheval. Afin de ne pas s'enliser dans les détails de chaque cas individuel, nous les avons regroupées ici en six catégories principales.

Il ne s'agit que d'un classement des raisons les plus fréquemment invoquées par les propriétaires et les vétérinaires. Ni les raisons, ni les exemples ne doivent être interprétés comme une suggestion que l'euthanasie est la seule option appropriée dans des cas similaires.

Maladie incurable

Lorsqu'un cheval souffre d'une maladie grave et incurable, l'euthanasie peut être l'option la plus éthique pour éviter des souffrances inutiles. On peut citer l'exemple d'une fourbure sévère et prolongée avec des complications extrêmes, comme le décollement de la totalité de la capsule cornée, c'est-à-dire le désabotage. Un autre exemple concerne les chevaux souffrant de problèmes vertébraux graves, tels que le syndrome de Wobbler. Cette affection de la colonne vertébrale provoque souvent des douleurs aiguës et entraîne des troubles neurologiques ainsi que des difficultés de coordination, réduisant fortement la qualité de vie de l'animal.

Qualité de vie

L'euthanasie sera également envisagée si la qualité de vie du cheval s'est considérablement détériorée et qu'il n'y a aucun espoir d'amélioration. Cela inclut les situations où le cheval souffre d'une douleur continue, ne peut plus se tenir debout, marcher ou manger sans grande difficulté ou souffrance et ne peut plus accomplir ses activités quotidiennes. L'incapacité à maintenir des interactions sociales constitue également une menace pour la qualité de vie. Un cheval devenu complètement aveugle, incapable de s'orienter et souffrant de stress et d'anxiété, voit également sa qualité de vie compromise.

Prenons l'exemple d'un cheval considérablement affaibli par une maladie chronique grave, telle que la myélopathie dégénérative équine (EMND [1]) et qui se retrouve mis à l'écart par le reste du troupeau. Le cheval peut alors devenir solitaire et anxieux, perdant l'accès à la structure sociale essentielle à son bien-être. Cette maladie se caractérise également par une faiblesse musculaire, des chutes, des difficultés à se relever et, dans les cas les plus graves, une paralysie.

Vieillesse et troubles dégénératifs

Les chevaux âgés peuvent être confrontés à diverses affections liées à la vieillesse, comme l'arthrose, des problèmes dentaires, une perte de poids, le PPID [2] (maladie anciennement appelée maladie ou syndrome de Cushing) et une insuffisance d'organes. Lorsque ces affections dégradent gravement la qualité de vie et ne peuvent être suffisamment soulagées par des médicaments ou des ajustements dans leur environnement (notamment l'alimentation, l'hébergement, l'exercice et les soins des sabots), l'euthanasie est alors considérée comme une option.

Bien sûr, cela ne signifie pas qu'un cheval ne peut pas être vieux. La vieillesse n'est pas une maladie en soi. Mais imaginez un cheval de 34 ans souffrant de PPID, qui est continuellement touché par d'énormes abcès aux sabots ; qui, malgré son traitement, est régulièrement victime de crises de fourbure sévères et ne peut plus manger normalement à cause de l'EOTRH [3] (une affection dentaire douloureuse fréquemment observée chez les chevaux atteints de PPID). Dans ce cas, pour qui ce cheval est-il encore en vie ?

---

1 *Equine Motor Neuron Disease*

2 *Pituitary Pars Intermedia Dysfunction*

3 *Equine Odontoclastic Tooth Resorption and Hypercementosis*

Problèmes de comportement

Dans des cas exceptionnels, un cheval peut présenter de graves problèmes de comportement qui le rendent dangereux pour lui-même, pour d'autres chevaux ou pour les humains. Si une thérapie comportementale spécifique et d'autres interventions menées par un spécialiste du comportement équin expérimenté se révèlent inefficaces et s'il est établi avec une certitude absolue que les problèmes de comportement ne sont pas dus au propriétaire, l'euthanasie peut s'avérer nécessaire pour la sécurité de tous. Malheureusement, cela se produit parfois chez des chevaux élevés au biberon, qui, par conséquent, ne présentent pas de comportement social normal.

Les exemples incluent des chevaux qui manifestent de manière inattendue et sans provocation apparente un comportement extrême et explosif, causant des blessures à eux-mêmes, aux humains ou à d'autres chevaux. Ou encore un cheval souffrant d'un trouble d'anxiété extrême ou d'une anxiété de séparation, qui entre en panique malgré des tentatives de désensibilisation prolongées et se blesse ou blesse les autres dans des situations de stress.

Il est très important de souligner encore une fois que cette raison d'euthanasie ne doit jamais être prise à la légère et ne décharge en aucun cas le propriétaire de sa responsabilité d'avoir exploré toutes les options possibles pour corriger ou atténuer les problèmes de comportement.

Considérations financières

Bien qu'il ne soit pas toujours facile d'aborder les aspects financiers, les coûts des soins prolongés et intensifs pour un cheval gravement malade ou blessé peuvent, à un moment donné, devenir tout simplement insurmontables. Dans certains cas, les propriétaires peuvent alors décider que l'euthanasie est le choix le plus responsable pour épargner à leur cheval de nouvelles souffrances tout en allégeant le fardeau financier. Il est essentiel que, dans ces situations, toutes les autres options soient d'abord examinées en profondeur avec le vétérinaire.

Imaginez un cheval qui subit de graves blessures, comme une fracture osseuse compliquée à la suite d'un accident. Après une discussion approfondie avec le vétérinaire, il est établi qu'une intervention chirurgicale pourrait potentiellement le sauver. Cependant, dans cet exemple hypothétique, les coûts de la chirurgie, de l'hospitalisation en clinique, des médicaments post-opératoires et de la rééducation seraient considérables et impossibles à assumer pour le propriétaire. Aussi triste et injuste que cela puisse être pour le cheval, il est compréhensible que ce propriétaire, contre ses émotions, se sente contraint de faire euthanasier son animal.

Cas d'urgence

Dans les situations où une intervention immédiate est nécessaire pour soulager un cheval d'une souffrance intense et sans espoir de récupération, l'euthanasie peut être la solution la plus rapide. Cela peut concerner, par exemple, une colique sévère qui ne peut être traitée chirurgicalement, ou un accident ou une autre blessure grave. Dans ces cas, on parle d'euthanasie d'urgence.

LA DIFFÉRENCE ENTRE EUTHANASIE D'URGENCE ET EUTHANASIE PLANIFIÉE

L'euthanasie d'urgence est pratiquée lorsqu'un cheval subit une blessure grave ou incurable, ou développe une maladie irréversible qui cause une souffrance immédiate. Ces situations exigent des décisions rapides pour éviter des souffrances inutiles. On peut citer comme exemples une fracture de jambe complexe, un accident entraînant une grave blessure à la colonne vertébrale ou de sévères traumatismes crâniens, ou encore une colique avec des complications majeures comme une torsion de l'intestin qui ne peut être corrigée chirurgicalement.

L'euthanasie planifiée (non-urgente) est envisagée lorsqu'un cheval souffre de problèmes de santé chroniques qui se dégradent progressivement et réduisent considérablement sa qualité de vie, sans pour autant menacer sa survie de manière imminente. C'est le cas par exemple du PPID à un stade avancé avec des complications récurrentes qui s'aggravent, d'une fourbure chronique sévère, ou de problèmes de mobilité progressivement invalidants liés à un âge avancé.

Ce dernier cas est parfois sujet à controverse. Cependant, un cheval gravement limité dans ses mouvements en raison de son âge, souffrant de douleurs constantes, incapable de maintenir sa température corporelle ou son poids et qui ne peut plus manger, boire ou se déplacer librement, pourrait bénéficier d'une euthanasie pour lui offrir une fin de vie digne et sans douleur.

DÉROULEMENT DE LA PROCÉDURE D'EUTHANASIE

Avant de commencer l'euthanasie, le vétérinaire discutera calmement avec vous de ce qui va se passer et vous donnera l'occasion de poser des questions. Une fois que tout est clair pour vous, il vous demandera l'autorisation de procéder à l'euthanasie.

L'objectif clinique de la procédure est de stopper l'apport de sang oxygéné aux tissus vitaux pour provoquer la mort, tout en réduisant au strict minimum la souffrance du cheval. C'est pourquoi le moment de la mort est précédé d'un état d'inconscience. En pratique le système nerveux central est progressivement inhibé par trois injections consécutives : la sédation, l'anesthésie générale et enfin l'euthanasie.

Les injections sont administrées dans la veine jugulaire. Pour minimiser l'inconfort pour votre cheval, le vétérinaire peut utiliser un cathéter, ce qui permet d'injecter les produits sans avoir à piquer plusieurs fois.

Les étapes de l'euthanasie

La première injection est un sédatif. Quelques minutes plus tard, votre cheval deviendra somnolent, sa tête s'affaissera, mais il restera debout. La deuxième injection est un mélange d'anesthésiques et éventuellement d'un relaxant musculaire, qui fera s'allonger votre cheval. Le vétérinaire s'assurera que cette chute est indolore. On parle de chute accompagnée. C'est une étape nécessaire car de nombreux chevaux tenteront de rester debout malgré les effets des anesthésiques.

Il est tout à fait compréhensible que certains propriétaires préfèrent se détourner ou s'éloigner au moment où leur cheval s'allonge. Il ne faut absolument pas s'en sentir coupable. Sachez que votre cheval ne perçoit plus consciemment le fait de s'allonger.

Gardez également à l'esprit que la chute n'est pas toujours douce et contrôlée. Certains chevaux peuvent réagir violemment, se débattre ou se cogner la tête, surtout s'ils ont souffert de douleurs intenses juste avant l'euthanasie. Dans ce cas, le vétérinaire vous conseillera de vous éloigner.

Une fois que votre cheval est allongé, l'anesthésie prend le dessus. Il est maintenant totalement inconscient et ne perçoit plus ce qui se passe autour de lui. Il peut cependant y avoir des contractions musculaires (spasmes) ou des soupirs. Cela pourrait vous faire croire qu'il souffre ou qu'il se débat, mais ne vous inquiétez pas, ce n'est absolument pas le cas.

Maintenant que votre cheval est plongé dans un sommeil profond, comme un coma, vous pouvez prendre le temps de lui dire au revoir. Le vétérinaire attendra patiemment que vous ayez terminé.

La dernière étape est très difficile pour vous, mais pour votre cheval, les souffrances sont désormais terminées. Le vétérinaire s'assure que l'anesthésie est complète, puis il administre l'euthanasiant, le pentobarbital. Il s'agit d'un barbiturique qui arrêtera la respiration et le cœur en quelques minutes.

Finalement, le vétérinaire constatera officiellement la mort de l'animal. Il écoutera pour s'assurer que le cœur a cessé de battre. Ensuite, il éclairera la pupille avec une lampe et touchera le globe oculaire pour vérifier l'absence de réflexe oculaire. Si ce réflexe est absent, votre cheval est décédé.

Certains vétérinaires choisissent de sauter la deuxième injection (anesthésie). Après la sédation, l'euthanasiant est alors directement injecté. Lors d'une euthanasie d'urgence, la sédation est parfois également écartée. Une fois le cheval tombé, le vétérinaire s'assure que la mort est bien survenue. Si ce n'est pas le cas, il injecte une dose supplémentaire d'euthanasiant.

QU'EST-CE QU'UN GUIDE DE DÉCISION POUR L'EUTHANASIE ?

Un guide de décision pour l'euthanasie est un outil qui aide les vétérinaires, parfois en collaboration avec les propriétaires, à prendre une décision éclairée concernant l'euthanasie d'un cheval. Il se compose de questionnaires, de lignes directrices et d'éléments de réflexion pour évaluer la santé, le bien-être et la qualité de vie de l'animal. Des considérations éthiques ainsi que les émotions du propriétaire et des autres personnes impliquées peuvent également être prises en compte.

Ce guide tient également compte des aspects financiers et pratiques.
Par exemple, il évalue la pertinence de faire subir un traitement coûteux avec de faibles chances de succès à un cheval âgé qui a toujours vécu en extérieur, si ce traitement nécessite un long séjour en clinique.

Bien entendu, il ne s'agit que d'un outil d'aide. Un cheval ne sera jamais euthanasié sur la seule base des résultats de ce guide. Certains vétérinaires utilisent déjà leur propre version de ce type de guide, mais il n'existe pas encore de version standardisée.

PEUT-ON OBLIGER UN VÉTÉRINAIRE À EUTHANASIER UN CHEVAL ?

En France et en Belgique, un vétérinaire n'a aucune obligation légale de pratiquer une euthanasie. La décision de pratiquer ou de refuser l'euthanasie est de la responsabilité du vétérinaire, en tenant compte des dispositions légales en vigueur.

Pour les deux pays, les vétérinaires ont une obligation éthique d'évaluer chaque situation de la manière la plus objective et la plus juste possible et de déterminer si l'euthanasie est la seule option appropriée pour le cheval.

Le vétérinaire peut refuser l'euthanasie dans les situations suivantes :

- **Raison médicale insuffisante**
  Le vétérinaire doit avoir posé un diagnostic ou l'avoir obtenu d'un confrère. Ce diagnostic ne doit laisser aucun doute sur le caractère insupportable ou désespéré de la souffrance du cheval. Avant d'en arriver là, les options de traitement doivent avoir été envisagées de façon raisonnable, en tenant compte de leurs chances de succès, de leurs effets secondaires, de leur disponibilité et de leur coût.
- **Convictions personnelles**
  Les vétérinaires ont le droit de refuser une euthanasie en se basant sur leurs convictions personnelles, à condition d'en informer le propriétaire à l'avance et de lui donner la possibilité de consulter un autre vétérinaire. Cela peut être le cas, par exemple, s'ils sont invités à endormir un cheval âgé mais par ailleurs en bonne santé, ou un cheval qui ne peut plus faire de performances sportives.
- **Risques pour la sécurité**
  Si l'euthanasie présente un risque pour la sécurité du cheval, du vétérinaire ou d'autres personnes ou animaux présents, en raison de l'emplacement, des conditions météorologiques ou de l'état de santé du cheval, le vétérinaire peut refuser d'euthanasier l'animal à cet endroit et à ce moment-là.

Devoir d'information

Il est important que le vétérinaire informe correctement le propriétaire des raisons de son refus. Le propriétaire doit avoir le temps et l'espace nécessaires pour poser des questions et prendre une décision éclairée sur l'avenir de son cheval.

CONSIDÉRATIONS MORALES ET ÉTHIQUES

La décision d'euthanasier un animal n'est pas seulement complexe et émotionnelle, elle soulève également des questions éthiques. Il est important d'examiner tous les aspects de la situation et de comprendre les différents points de vue avant de prendre une décision définitive.

Qualité de vie

Le dilemme moral central de l'euthanasie est de mettre en balance la qualité de vie du cheval et la continuation de la douleur et de la souffrance. Les questions qui peuvent se poser à ce sujet sont les suivantes :

- Malgré son état de santé, le cheval est-il encore capable de profiter de la vie, ou bien souffre-t-il constamment de douleur, d'inconfort, de stress ou d'anxiété ?
- Le cheval peut-il encore fonctionner à un niveau de base ou est-il totalement dépendant des soins ? En d'autres termes : peut-il encore manger, boire et bouger de manière autonome ? Peut-il encore avoir des interactions sociales et ressentir du plaisir dans son environnement quotidien ?

Propriétaire contre vétérinaire

En tant que propriétaire, vous voulez suivre vos propres convictions éthiques et vos valeurs morales au moment de prendre une décision. Cela peut provoquer des conflits entre votre « boussole morale » personnelle et les conseils du vétérinaire.

Égalité de traitement pour tous les animaux

Un autre dilemme auquel vous pouvez être confronté est la question de savoir si, d'un point de vue moral, tous les animaux devraient être traités avec les mêmes soins et la même compassion. La vie et le bien-être de votre cheval ont-ils la même valeur que ceux d'une vache ? Par exemple, pouvez-vous accorder tous les soins et toute l'attention possibles au bien-être de votre cheval pendant la journée, alors que le soir, vous mangez de la viande de bœuf sans aucune hésitation ?

Cette contradiction peut être considérée comme une forme de dissonance cognitive, où les actions d'une personne ne correspondent pas à ses convictions ou à ses valeurs ; dans ce cas, la conviction de la valeur égale de toutes les vies animales. Surtout si vous êtes déjà aux prises avec des questions sur la fin de vie de votre cheval, il peut être difficile d'accepter, de surmonter et d'agir face à cette dissonance.

Le caractère sacré de la vie

L'euthanasie peut également soulever des questions sur le caractère sacré de la vie en général. Certaines personnes pensent que toute vie a une valeur intrinsèque et que, y mettre fin, même pour éviter la souffrance, est moralement répréhensible.

IDÉES FAUSSES CONCERNANT L'EUTHANASIE

Il existe plusieurs idées fausses concernant l'euthanasie des chevaux. Nous allons passer en revue les plus courantes pour les démystifier.

L'euthanasie est la solution de facilité pour le propriétaire

Certaines personnes pensent que l'euthanasie est une solution facile pour les propriétaires qui ne souhaitent pas s'occuper d'un cheval malade ou âgé. Cependant, la décision de faire euthanasier un cheval est souvent très lourde émotionnellement. De nombreux propriétaires de chevaux affirment par la suite qu'ils ont le sentiment d'avoir trop attendu pour prendre la décision. Cela ne correspond pas à la vision de l'euthanasie comme étant la solution de facilité.

L'euthanasie est un signe de faiblesse ou d'échec

Il faut du courage et un amour inconditionnel pour décider de faire euthanasier un cheval. Vous prenez cette décision dans l'intérêt de votre cheval (à l'exception des raisons économiques dont vous avez pu lire quelques pages auparavant). Ce n'est absolument pas un signe de faiblesse que de reconnaître que la souffrance de votre cheval ne peut plus être soulagée. Il faut même beaucoup de force pour mettre de côté vos propres intérêts émotionnels. Ce n'est pas non plus un échec, car vous avez, si tout se passe bien, tout tenté pour justement éviter l'euthanasie.

L'euthanasie signifie que le propriétaire ne se soucie pas suffisamment de l'animal

Cette idée suggère que le choix de l'euthanasie est un signe de manque de soin ou d'amour pour l'animal, alors qu'en réalité, la décision est presque toujours basée sur la compassion et le désir de prévenir une souffrance inutile ; deux qualités qui découlent d'un amour profond pour votre cheval.

L'euthanasie est toujours la meilleure solution pour les animaux malades

Alors que l'euthanasie est dans de nombreux cas le choix le plus éthiquement responsable, il existe également des situations où d'autres options de traitement ou des soins palliatifs peuvent offrir une meilleure alternative. Un cheval souffrant d'arthrose, par exemple, peut bénéficier d'une combinaison d'analgésiques (antidouleurs), de kinésithérapie, lorsqu'elle est disponible, ou d'ostéopathie et de soins des sabots adaptés. Ces traitements peuvent considérablement réduire la douleur et améliorer la mobilité du cheval, permettant ainsi à l'animal de conserver une qualité de vie acceptable pendant une longue période.

Tous les vétérinaires sont toujours prêts à pratiquer l'euthanasie

Non, tous les vétérinaires ne sont pas toujours d'accord pour pratiquer l'euthanasie sans hésitation. La grande majorité des vétérinaires n'euthanasiera un cheval que s'ils sont convaincus que c'est dans l'intérêt de l'animal et qu'il n'existe plus d'autres options raisonnables.

Le vétérinaire peut vous forcer à faire euthanasier votre cheval

C'est une question délicate. Les vétérinaires discutent normalement toutes les options de traitement avec vous et respectent votre choix de faire ou non euthanasier votre cheval. La décision finale vous appartient en tant que propriétaire du cheval. Sans votre consentement, un vétérinaire ne peut pas et ne doit pas euthanasier votre cheval.

Cependant, il est possible qu'un vétérinaire considère qu'il est éthiquement inacceptable de laisser un cheval souffrir plus longtemps. Dans ce cas, il peut faire appel à un organisme de protection animale ou à une autorité compétente (préfecture, services vétérinaires en France ; inspecteurs du bien-être animal en Belgique), qui, après concertation avec le propriétaire, peut décider de procéder à l'euthanasie. En cas de refus catégorique du propriétaire, l'organisme ou l'autorité compétente peut, en dernier recours, saisir le cheval et le faire euthanasier. Heureusement, ces cas extrêmes sont rares.

En France, ces interventions exceptionnelles s'appuient sur le Code rural et de la pêche maritime (articles L214-1 et suivants), qui impose la protection des animaux contre les mauvais traitements. En Belgique, une saisie ou une euthanasie forcée peut être décidée sur base de la Loi du 14 août 1986 relative à la protection et au bien-être des animaux, après constat officiel de souffrance.

L'euthanasie est bon marché

Ceci est également faux. L'euthanasie d'un cheval peut même être assez coûteuse. C'est particulièrement le cas lorsque des diagnostics approfondis et des consultations avec le vétérinaire sont nécessaires avant la décision. Les coûts de l'euthanasie elle-même peuvent varier et augmenter en fonction du lieu, des complications et des produits utilisés. Les frais de transport et, si vous le souhaitez, de crémation du corps s'y ajoutent.

L'ABATTAGE EST-IL UNE FORME D'EUTHANASIE ?

Législation et responsabilités

La législation et la réglementation sont différentes pour les deux pratiques. Une différence importante est que l'euthanasie est une forme d'acte médical spécialisé. C'est donc une tâche qui incombe au vétérinaire et à personne d'autre, alors qu'un cheval est abattu par un employé de l'abattoir qui n'a pas reçu de formation spécifique, autre qu'une formation interne à l'abattoir.

Procédure

La procédure d'abattage est également totalement différente de celle de l'euthanasie. L'abattage commence par une étape d'étourdissement, au cours de laquelle un pistolet d'abattage est utilisé pour rendre le cheval immédiatement inconscient. L'objectif est de provoquer un traumatisme cérébral qui entraîne une destruction irréversible des fonctions cérébrales, rendant l'animal immédiatement insensible à la douleur. La mort effective survient ensuite lors de la saignée, lorsqu'une incision est faite dans le cou pour que le corps se vide de son sang.

Une étude de 2010 résume très clairement la différence entre l'abattage et l'euthanasie en définissant l'euthanasie comme le fait de « tuer, uniquement dans l'intérêt de l'animal »[4].

> *La plupart des abattoirs disposent d'un espace séparé pour l'abattage des chevaux, où vous pouvez faire vos adieux et même assister à l'abattage.*

Et si vous ne pouvez pas vous permettre une euthanasie ?

Il est compréhensible que les coûts d'une euthanasie puissent avoir un impact important, surtout si vous ne les aviez pas anticipés. Certaines personnes amènent donc leur cheval à l'abattoir, ce qui leur rapporte même de l'argent

4 Yeates, James. 2010. Ethical aspects of euthanasia of owned animals. In Practice 32(2): 70–73.

au lieu d'en coûter. Il peut néanmoins être utile d'en discuter avec votre vétérinaire. De nombreux vétérinaires sont prêts à chercher une solution avec vous. Il est possible, par exemple, que les coûts puissent être payés en plusieurs fois.

SOINS PALLIATIFS

Vous avez peut-être déjà rencontré le terme de « soins palliatifs ». Il s'agit de soins visant à améliorer ou à maintenir la qualité de vie des chevaux souffrant de maladies chroniques, incurables ou gravement invalidantes et des chevaux âgés souffrant d'un inconfort ou d'une douleur grave.

Plutôt que de se concentrer sur la guérison, l'accent est mis sur le soulagement de la douleur et de l'inconfort, ainsi que sur l'amélioration du bien-être général. L'objectif est de contrôler et de minimiser autant que possible les complications, les signes cliniques (symptômes), la douleur et l'anxiété et de rendre le cheval aussi confortable que possible dans la dernière phase de sa vie. Les soins palliatifs peuvent être une alternative temporaire à l'euthanasie.

Objectifs des soins palliatifs

Gestion de la douleur

L'objectif principal des soins palliatifs est la gestion de la douleur. Le vétérinaire utilise des analgésiques (antidouleurs), des anti-inflammatoires et d'autres médicaments dont le type et la posologie sont adaptés aux besoins et à l'affection de votre cheval.

Dans certains cas, des interventions chirurgicales peuvent être pratiquées pour rendre la douleur gérable. Il s'agit notamment de la section des nerfs ou des tendons (neurectomie ou ténotomie). L'arthrodèse, c'est-à-dire le blocage d'une articulation en cas d'arthrose avancée, est également pratiquée régulièrement. En cas de malformations osseuses graves ou de problèmes articulaires provoquant douleur et inconfort, une partie de l'os peut être retirée (ostéotomie).

Confort

Outre la gestion de la douleur, les soins palliatifs visent à améliorer le bien-être général du cheval. Il s'agit, par exemple, de lui offrir un endroit doux et confortable pour se coucher à l'abri. Des massages et autres thérapies de soutien peuvent également contribuer à son confort, toujours dans le respect de sa condition et préférablement sous supervision vétérinaire. L'utilisation d'hipposandales thérapeutiques peut aussi faire partie de ces mesures de soutien, en particulier pour les chevaux souffrant de problèmes de pieds ou de locomotion.

Mobilité fonctionnelle

Le soutien de la mobilité est extrêmement important, même si le cheval ne peut plus être aussi actif qu'auparavant. La kinésithérapie (lorsque cela est disponible), l'ostéopathie, les massages, la thérapie au laser et l'hydrothérapie peuvent aider à prévenir ou à limiter la raideur et l'atrophie musculaire. Des mouvements légers adaptés à l'état du cheval peuvent également contribuer à maintenir sa souplesse et sa force musculaire, toujours sous supervision vétérinaire ou spécialisée.

Alimentation et hydratation

Un bon plan alimentaire est essentiel. Il est parfois nécessaire d'adapter le régime pour fournir une alimentation facile à digérer et riche en nutriments essentiels. Il est également important de s'assurer que le cheval boit suffisamment. Pour les chevaux souffrant d'affections telles que la fourbure, ou pour les chevaux âgés ayant des problèmes dentaires ou une atrophie musculaire, ces ajustements nutritionnels font partie des soins palliatifs et sont indispensables, idéalement sous supervision vétérinaire ou avec l'aide d'un nutritionniste équin.

Bien-être émotionnel

Dans les soins palliatifs, on prend aussi en compte les besoins émotionnels du cheval. Lui offrir de la compagnie, comme un autre cheval, une chèvre ou un mouton, aide à son bien-être. Un environnement calme et familier, ainsi que l'absence de stress, sont également importants. Ces mesures doivent toujours être adaptées aux besoins spécifiques de chaque cheval.

Évaluation

L'évaluation régulière de la qualité de vie du cheval est une partie essentielle des soins palliatifs. Elle consiste à observer sa douleur, sa mobilité, son appétit, son comportement et son bien-être général. Ces informations aident à prendre des décisions éclairées sur le moment où il peut être nécessaire d'envisager l'euthanasie, afin de garantir que le cheval bénéficie du meilleur confort possible jusqu'à la fin de sa vie.

> *« L'amour et le soin des autres sont l'essence même de l'humanité »*
> *– Desmond Tutu –*

Le récit d'Anna – Pourquoi j'ai choisi l'euthanasie pour Job

La décision d'euthanasier Job a été atroce. Il était mon meilleur ami depuis plus de vingt ans, mais sa santé s'est dégradée au fil des ans. Il souffrait de PPID et faisait fourbure sur fourbure. Malgré toutes sortes de traitements, des soins des sabots spéciaux, des hipposandales et une alimentation très équilibrée, son état a continué de se détériorer. Il était souvent couché et je voyais la douleur dans ses yeux. Cela me brisait le cœur de le voir ainsi.

Après de nombreuses discussions avec mon vétérinaire et mon pareur, il est devenu évident que le pronostic de Job était très sombre.

Tout ce que nous faisions n'offrait qu'un soulagement temporaire et les périodes de douleur devenaient de plus en plus longues et intenses. Sa qualité de vie déclinait à toute vitesse. Il ne pouvait plus bouger sans douleur, il était totalement épuisé et ne pouvait plus profiter de « son » troupeau. Ce n'était pas la vie que je voulais pour lui. Nous avons longuement discuté de toutes les options et j'ai finalement pris la terrible décision de le laisser partir.

Le jour où cela s'est produit a été si éprouvant. Je l'ai tenu, lui ai murmuré des mots doux à l'oreille et lui ai promis qu'il serait bientôt libéré de sa douleur. Le cœur brisé, je lui ai dit au revoir, sachant que c'était le bon choix pour lui. J'ai encore des moments de chagrin et de deuil, mais je me console en me disant que Job a maintenant trouvé la paix.

Le processus de deuil est long et difficile, mais je sais que j'ai fait le bon choix. Job méritait une fin digne, sans souffrance. Je me souviendrai toujours de lui comme du cheval magnifique, fort et affectueux qu'il était et je suis reconnaissante pour toutes les années que nous avons passées ensemble.

Je partage mon histoire dans l'espoir que d'autres personnes qui sont confrontées à la même décision se sentent moins seules et sachent que c'est bien de faire passer le bien-être de son cheval avant tout.

Même si cela signifie que vous devez le laisser partir.

Anna Raven

Le récit de Susan – La dernière semaine de Charlotte

Une fois que nous avons eu pris la décision de laisser partir Charlotte, nous avons pris une semaine pour lui dire au revoir. D'un vendredi à l'autre. Ce n'est qu'au milieu de la semaine, lorsque l'état de Charlotte a rapidement empiré, que j'ai réalisé qu'il s'agissait d'une semaine de soins palliatifs. Je n'avais pas encore réalisé cela au moment de la décision de la laisser partir.

Charlotte, presque 26 ans, souffrait de PPID. Cette maladie s'est manifestée par de graves abcès au sabot qui l'ont tourmentée pendant les cinq dernières années de sa vie. Malgré le traitement (pergolide) et un bon pareur qui lui parait les sabots toutes les six semaines, cet hiver a été une véritable épreuve. Quand l'arrière gauche était « guéri », les ennuis recommençaient avec l'arrière droit. Ça n'arrêtait jamais.

En janvier et février, elle se portait encore assez bien, mais en mars, tout a changé. Même si ses hipposandales, qu'elle portait en permanence, lui apportaient un peu de soulagement, je « sentais » chez elle quelque chose de différent. Charlotte a toujours été joyeuse, une petite jument si heureuse, mais là, elle n'en pouvait plus. Elle était épuisée et perdait la volonté de se battre. C'est à ce moment-là que ma famille et moi avons décidé de la laisser partir.

Comme je l'ai dit, nous avons pris une semaine pour lui dire au revoir et pour qu'elle nous dise au revoir. Nos chevaux vivent toujours dehors et ont un abri qui peut être fermé. J'ai remarqué que Charlotte, après avoir mangé sa bouillie, ne voulait plus en sortir. Nous avons donc mis une épaisse couche de paille dans l'abri et nous l'avons laissée choisir. Elle n'en sortait plus que pour rejoindre ses amies – nos deux autres chevaux – dans le pré. Ainsi, elle pouvait encore se promener un peu.

Même si la saison du pâturage n'avait pas encore commencé, nous lui avons offert cette possibilité pendant cette semaine. Dès qu'elle retournait dans son abri, ses amies venaient souvent la voir à tour de rôle. Elles aussi lui disaient au revoir. C'était tellement beau à voir.

En consultation avec le vétérinaire, nous lui avons donné du phénylbutazone. Les derniers jours, elle prenait deux sachets, ce qui l'aidait à passer la journée de manière raisonnable.

Mon employeur m'a permis de travailler à domicile une grande partie de cette dernière semaine de soins palliatifs. C'était formidable. La caméra était allumée en permanence pour que je puisse surveiller Charlotte de près, même la nuit. Quand elle a arrêté de boire, j'ai commencé à lui donner de l'eau avec du jus de pomme. Heureusement, manger n'a jamais été un problème pour Charlotte, la gourmande ;-).

Chaque fois que c'était possible, j'étais auprès d'elle. Nous aimions toutes les deux ça. Je suis restée des heures avec elle dans l'abri, à l'écouter mastiquer son foin. Je n'arrêtais pas de la regarder et je me demandais constamment si c'était encore digne de la laisser attendre jusqu'à vendredi. Elle y est parvenue.

Un bel après-midi ensoleillé, elle nous a quittés. Elle n'est plus ici, mais elle sera pour toujours avec nous.

Susan Vellenga

PRÉPARATION ET DÉMARCHES PRATIQUES

LE CHEMIN VERS LA DÉCISION

La décision de faire euthanasier un cheval, un poney ou un âne est, sans l'ombre d'un doute, l'une des plus ardues et des plus chargées en émotion que vous aurez à prendre en tant que propriétaire. C'est un choix qui doit être mûri avec le plus grand soin, dans le respect et, par-dessus tout, dans le plus grand intérêt de l'animal.

Dans ce processus, il vous faudra peser de multiples facteurs. Il ne s'agit pas seulement de la santé et du bien-être de votre compagnon, du pronostic de son affection et des options thérapeutiques encore envisageables, mais également de vos propres capacités financières et émotionnelles. Afin d'apporter quelque clarté à ces considérations, nous examinerons les étapes qui précèdent habituellement la décision finale.

Poser le diagnostic

La première étape consiste à faire établir (ou confirmer) un diagnostic par le vétérinaire. Celui-ci peut comprendre une anamnèse (un entretien approfondi), un examen clinique, des techniques d'imagerie médicale telles que la radiographie ou l'échographie, ainsi que des analyses sanguines et d'autres examens de laboratoire. Sur la base de ces éléments, le vétérinaire évaluera la nature, la gravité et le pronostic de la maladie et discutera avec vous des traitements possibles.

Dans le cas d'affections chroniques, il est probable que votre vétérinaire suive déjà l'animal depuis un certain temps et fonde son diagnostic sur des observations antérieures. En revanche, face à une situation aiguë, comme une colique sévère ou un accident, le temps manque pour suivre ce protocole complet et le diagnostic devra être posé bien plus rapidement .

Définir le plan de traitement

À la lumière du diagnostic, le vétérinaire proposera un plan de traitement. Celui-ci peut aller de l'administration de médicaments et de thérapies à des interventions chirurgicales suivies d'une longue rééducation. Ensemble, vous évaluerez la faisabilité de ces traitements, en considérant les coûts, l'investissement en temps et les chances de succès. Le bien-être du cheval doit demeurer au cœur de cette réflexion. Un traitement qui engendrerait une douleur ou un stress importants sans offrir une perspective raisonnable d'amélioration, n'est certes pas toujours dans l'intérêt de l'animal.

Évaluer la qualité de vie

L'un des critères les plus déterminants dans la décision de recourir ou non à l'euthanasie est la qualité de vie. Ce concept implique avant tout que le cheval puisse se mouvoir sans souffrance, s'alimenter et s'abreuver normalement et entretenir des interactions sociales avec ses congénères. Une douleur chronique, de grandes difficultés à se tenir debout ou à se déplacer, une perte de poids sévère ou un état d'anxiété et de stress permanent sont autant de signes manifestes d'une qualité de vie dégradée.

Solliciter un second avis

L'avis du vétérinaire n'est pas infaillible. Il peut se tromper, se montrer trop hâtif ou, au contraire, trop hésitant. En cas de doute, il est toujours judicieux de solliciter l'opinion d'un autre professionnel. Pensez à votre pareur ou maréchal-ferrant, votre dentiste équin, un nutritionniste ou un ostéopathe. Leur perspective peut vous aider à acquérir une vision plus complète et objective de la situation et vous assurera d'avoir exploré toutes les options possibles. Il est cependant courtois d'informer votre vétérinaire de votre démarche.

Tenir compte des aspects émotionnels et financiers

Bien qu'il soit parfois difficile de l'admettre, les considérations émotionnelles et financières jouent un rôle non négligeable dans le processus décisionnel. Des soins intensifs et prolongés peuvent représenter un fardeau financier considérable, voire insoutenable. De même, la charge émotionnelle liée à l'accompagnement d'un cheval gravement malade peut être immense. Il est essentiel de ne pas ignorer ces aspects et d'être honnête quant à vos propres limites.

Si la poursuite des soins s'avère difficile, explorez d'autres pistes avant d'envisager l'euthanasie. Peut-être connaissez-vous une personne qui dispose du temps, de la distance émotionnelle et des ressources financières nécessaires pour prendre soin de votre cheval, éventuellement à vos côtés.

Prendre la décision finale

Lorsque vous aurez soigneusement pesé toutes les options, avec leurs avantages et leurs inconvénients et que vous serez parvenu à la conclusion que la poursuite des soins et des traitements n'est plus dans l'intérêt de votre cheval, viendra le moment de prendre la décision ultime. Cette décision vous appartient, éventuellement en concertation avec votre famille, vos amis ou des professionnels.

Parmi les professionnels à consulter, ne vous limitez pas au vétérinaire ou aux autres professionnels du monde équin. Entourez-vous de personnes capables de vous soutenir sur le plan émotionnel, comme un psychologue ou un thérapeute du deuil (voir page 81). Leur présence et leurs conseils peuvent vous aider à traverser cette période difficile et à prendre vos décisions en toute sérénité. N'hésitez pas également à rejoindre des groupes de parole et de soutien pour les endeuillés, que ce soit en présentiel ou en ligne, afin de partager votre expérience et de trouver un soutien mutuel. La question du processus de deuil sera abordée en détail dans les chapitres suivants.

Un vétérinaire raconte

« Bien que le mot « décision » suggère un moment précis, c'est en fait l'aboutissement d'un long processus. Ce processus débute souvent des semaines, voire des mois, avant la prise de la décision finale. Il est tout à fait normal d'hésiter et de réévaluer plusieurs fois différents facteurs, tels que la qualité de vie de votre cheval, son niveau de douleur, le succès des traitements et le pronostic. Un bon vétérinaire discutera toujours de ces points avec vous, sans vous mettre la pression ni vous juger.

Parfois, on sait intuitivement quand il est temps de dire au revoir, mais ce n'est pas le cas pour tout le monde. Les deux situations sont normales et aucune n'est meilleure que l'autre. La décision reste toujours difficile et rares sont les personnes qui, avant le moment fatidique, sont sûres à 100 % de faire le bon choix.

Quelque temps après, une fois que les émotions se sont un peu apaisées, on peut souvent regarder en arrière avec un esprit plus clair. Il est très rare que les gens regrettent leur décision. Au contraire, beaucoup avouent plus tard qu'ils auraient préféré prendre la décision plus tôt, dans l'intérêt de leur cheval. En tant que vétérinaire, c'est une opinion que je partage souvent. »

Concrétiser les choses

Rendre mesurable et concret le moment où la décision d'euthanasie sera prise n'est pas populaire auprès de nombreux propriétaires de chevaux. Pour eux, cela revient à aborder de manière froide et calculatrice quelque chose de très émotionnel. Pourtant, il est essentiel d'intégrer cette démarche au processus. Justement parce que l'émotion peut, à un certain moment, faire obstacle à ce qui est acceptable pour le cheval.

Dites-vous par exemple : « Je ne ferai pas opérer mon cheval pour des coliques, à moins que le taux de réussite de la clinique ne dépasse les 80 %. » Un autre exemple consiste à prendre des accords clairs avec vous-même concernant la douleur chronique : « Si mon cheval a besoin de lourds médicaments anti-douleur quotidiennement et qu'il n'y a aucune perspective d'amélioration dans les six mois, alors c'est la fin. »

Ces critères établis à l'avance aident à prendre une décision réfléchie dans un moment chargé d'émotion, en veillant à ce que le bien-être du cheval reste la priorité absolue. Bien sûr, quand la situation se présente, vous pouvez toujours réévaluer les choses en fonction du moment présent.

Écouter les critiques des autres

C'est votre cheval et vous prenez les décisions. Point final. Pourtant, il y aura toujours des gens qui, depuis les coulisses, donneront des commentaires, plus ou moins amicaux, sur votre décision ou sur le fait de ne pas la prendre. On dit bien qu'il est facile de critiquer quand on n'est pas aux manettes, n'est-ce pas ? De quoi se mêlent-ils ?

Pourtant, cela ne fait pas de mal de prendre en compte leur avis dans le processus que vous vivez. Par définition, les personnes extérieures ont un autre regard sur la situation. Elles voient des choses que vous ne pouvez pas ou ne voulez pas voir. Elles n'ont pas de lien émotionnel qui fasse obstacle. Gardez à l'esprit qu'elles ne donnent pas leur avis non sollicité pour vous blesser ou vous faire sentir mal. Sauf exception, elles aussi ont le bien-être de votre cheval à cœur. L'art consiste à filtrer leurs paroles pour en saisir le sens profond.

CHOISIR LE VÉTÉRINAIRE

Choisir le bon vétérinaire ou la bonne clinique pour l'euthanasie de votre cheval est une étape importante. Même si votre vétérinaire habituel connaît bien votre cheval et ses antécédents médicaux, il n'est pas toujours la personne la plus indiquée pour l'euthanasier. Au final, le plus important est que la procédure se déroule de la manière la plus respectueuse et la moins stressante possible, tant pour vous que pour votre cheval. Ces questions peuvent vous aider à faire le bon choix :

Expérience et expertise

Le vétérinaire a-t-il de l'expérience en matière d'euthanasie de chevaux ? Peut-il tout vous expliquer clairement ? Répond-il à vos questions de manière précise et vous accompagne-t-il bien pendant ce processus ? A-t-il de bons avis sur internet et les réseaux sociaux ?

Installations

La clinique dispose-t-elle des installations nécessaires pour pratiquer l'euthanasie de manière sûre et éthique ? Y a-t-il suffisamment d'espace pour que le cheval puisse se coucher et se déplacer confortablement ?

Soutien

Le vétérinaire ou la clinique offre-t-il un soutien émotionnel pour vous et votre famille durant cette période difficile ? Un environnement calme et respectueux est-il disponible pour faire vos adieux si l'euthanasie a lieu sur place ? Vous aident-ils avec les aspects pratiques comme l'organisation de la crémation ou les questions d'assurance ?

Coûts

Quels sont les coûts de l'euthanasie dans cette clinique ? Y a-t-il des frais supplémentaires liés à l'aide pratique mentionnée précédemment ? Est-il possible de payer en plusieurs fois ?

Votre propre sentiment

Vous sentez-vous à l'aise avec ce vétérinaire et son équipe ? Avez-vous confiance en leur professionnalisme et leur expertise ? Pouvez-vous communiquer ouvertement et honnêtement avec eux sur vos souhaits et vos préoccupations ?

Se renseigner

Vous pouvez bien sûr toujours contacter différentes cliniques de votre région pour obtenir des informations et, si besoin, comparer les prix. Vous pouvez aussi demander des recommandations à d'autres propriétaires de chevaux. Leurs propres expériences peuvent vous donner des informations précieuses.

Il est peut-être superflu de le dire, mais si vous avez une bonne relation avec votre vétérinaire actuel et que vous avez confiance en ses compétences, c'est évidemment un atout majeur.

CHOISIR LE LIEU ET LE MOMENT

Afin de minimiser le stress pour votre cheval et pour vous-même, en cas d'euthanasie non-urgente, vous pouvez choisir le moment et le lieu où elle aura lieu. Si cela n'a pas lieu chez vous, mais par exemple dans une écurie de pension ou dans un pré loué, parlez-en bien à l'avance avec le gérant. Informez également les autres personnes concernées, comme les autres propriétaires et le personnel de l'écurie, de l'euthanasie prévue. Vous éviterez ainsi les malentendus et le stress émotionnel pour tout le monde.

Le moment opportun

Concernant le moment, du lundi au jeudi est le plus pratique. Ceci est dû au fait que le service d'équarrissage, bien qu'il ait une organisation principale en semaine, est tenu de collecter l'animal dans les 48 heures suivant la déclaration. Comme un cadavre peut rapidement dégager une odeur désagréable, de nombreux gérants de pension préfèrent éviter que l'euthanasie ait lieu le vendredi ou le samedi. Bien entendu, ils font une exception en cas d'euthanasie urgente.

En cas de fortes chaleurs pendant l'été, le service d'équarrissage passe parfois également le samedi, car une intervention rapide est nécessaire pour éviter les désagréments liés à la décomposition.

Si votre cheval est euthanasié à l'écurie, choisissez un moment en fin de journée, lorsqu'il y a moins de monde. C'est plus calme et moins stressant pour vous comme pour votre cheval.

Météo

Vous n'avez pas beaucoup de contrôle sur la météo, mais si possible, choisissez un moment où la chaleur, le froid intense ou la pluie extrême ne rendront pas le processus inutilement plus désagréable qu'il ne l'est déjà.

Si votre cheval n'est pas euthanasié chez vous, assurez-vous que quelqu'un soit avec vous pour vous ramener à la maison par la suite, ou prenez un taxi. Conduire soi-même alors que l'on est émotionnellement bouleversé n'est pas une bonne idée.

CHOISIR ET AMÉNAGER LE LIEU

Choisir le meilleur endroit pour l'euthanasie de votre cheval est une décision difficile et chargée d'émotion. Essayez cependant de ne pas vous laisser submerger par l'émotion afin de prendre la décision en premier lieu dans l'intérêt de votre cheval, sans pour autant vous oublier et négliger les aspects pratiques.

Si l'euthanasie a lieu chez vous, dans un pré ou à l'écurie, plusieurs facteurs doivent être pris en compte pour que le processus se déroule le plus calmement et dignement possible, tant pour le cheval que pour les personnes présentes. Voici quelques points à considérer pour choisir et aménager le bon endroit.

Un lieu calme et familier

Choisissez de préférence un endroit calme, loin des gens, de la circulation, des autres animaux et des distractions qui pourraient générer du stress. Les chiens en particulier peuvent rendre votre cheval nerveux. Surtout si votre cheval souffre beaucoup et se sent vulnérable, il pourrait percevoir un chien comme un prédateur, même s'il le connaît bien.

Lorsque le moment approche, laissez votre cheval se calmer sur place, par exemple en le laissant brouter ou simplement en le laissant au repos avant que tout ne commence.

Sécurité

Trouvez un endroit avec un sol stable et souple, comme de l'herbe ou du sable. Évitez les endroits avec un sol dur, glissant, en pente ou inégal pour prévenir les blessures. Éloignez les objets comme les pierres tranchantes. Même si votre cheval ne ressentira aucune douleur en tombant sur un sol dur ou une pierre en raison de l'anesthésie, cela pourrait être une image difficile à supporter pour vous et les autres personnes présentes.

Il doit y avoir suffisamment d'espace pour une chute accompagnée. N'oubliez pas qu'un cheval pèse plusieurs centaines de kilos et n'aura plus le contrôle de son corps. La sécurité du vétérinaire, du propriétaire et des autres personnes présentes doit être garantie.

Accessibilité

Le lieu doit être facilement accessible pour le vétérinaire et pour le camion chargé du transport du corps. Si ce dernier ne peut pas y accéder, assurez-vous qu'un tracteur puisse le faire.

> *Un conseil pour la personne qui déplacera le corps avec le tracteur : ne tirez jamais par la tête ou un antérieur, mais toujours par le postérieur inférieur.*

Intimité

Assurez-vous d'avoir de l'intimité en fermant ou en protégeant le lieu, afin que tout se déroule sans interruption indésirable. Limitez le nombre de personnes présentes à celles qui souhaitent réellement participer à ce moment d'adieu.

L'euthanasie n'est pas un spectacle pour les curieux. Surtout dans une grande écurie de pension, il est judicieux de prévenir tout le monde à l'avance et de demander aux gens de garder une distance appropriée.

Le vétérinaire

Discutez de vos décisions envisagées et de vos questions avec votre vétérinaire. Il a beaucoup d'expérience et peut vous donner des conseils précieux. Le vétérinaire peut aussi avoir ses propres exigences concernant l'emplacement, auxquelles vous n'auriez peut-être pas pensé.

> *Tout peut être ajusté. Si vous changez d'avis sur certains choix que vous avez faits, votre vétérinaire devrait toujours être prêt à vous suivre, tant que cela n'entrave pas le bien-être de votre cheval.*

POURQUOI LE BOX EST À ÉVITER

Espace

Un box offre généralement trop peu d'espace pour que le cheval puisse se coucher en toute sécurité. Cela peut entraîner des blessures si le cheval tombe ou trébuche. Ceci s'applique aussi aux mangeoires, aux abreuvoirs et à d'autres objets, qui ne posent normalement pas de problème.

Vétérinaire

Il peut également être difficile, voire impossible, pour le vétérinaire de travailler correctement et en toute sécurité dans l'espace réduit d'un box, surtout si vous et d'autres personnes présentes pour les adieux êtes également à l'intérieur.

Stress

Bien que le box puisse être un environnement familier, l'espace limité et la présence d'autres chevaux peuvent causer un stress et une anxiété supplémentaires pendant l'euthanasie. Les sons et les mouvements des chevaux voisins, même s'ils sont connus, peuvent générer de la peur chez un cheval déjà affaibli. Cette proximité et ce manque de distance peuvent rendre ce moment particulièrement difficile, augmentant la vulnérabilité de votre cheval.

Accessibilité

Après l'euthanasie, il est difficile de sortir le corps du cheval du box, surtout si celui-ci est difficile ou impossible d'accès pour les véhicules ou les équipements lourds. Le corps d'un cheval est un poids mort de plusieurs centaines de kilos et le sortir d'un espace confiné sans endommager le box ou le matériel nécessite souvent l'utilisation de chaînes ou d'un treuil, ce qui peut rendre le processus long et pénible pour toutes les personnes impliquées.

PEUT-ON FAIRE EUTHANASIER SON CHEVAL À LA MAISON S'IL EST ACTUELLEMENT EN CLINIQUE ?

Oui, il est possible de faire euthanasier votre cheval à la maison, même s'il se trouve déjà dans une clinique. Il est important d'en discuter avec le vétérinaire de la clinique et votre propre vétérinaire (s'ils ne sont pas la même personne). Ils pourront vous conseiller sur l'opportunité et la faisabilité médicales de la démarche, ainsi que sur la meilleure façon de transporter le cheval à la maison.

Assurez-vous de disposer d'un moyen de transport sûr et confortable pour votre cheval. Cela pourrait impliquer de faire appel à une entreprise spécialisée ayant de l'expérience dans le transport de chevaux malades ou âgés.

Bien entendu, vous devez disposer des installations appropriées à la maison, comme un endroit calme et sûr où l'euthanasie peut être réalisée rapidement, sans douleur et sans stress. Veillez à ce que le lieu soit accessible pour le vétérinaire. L'enlèvement du corps doit également pouvoir se faire relativement facilement.

ET AU CRÉMATORIUM MÊME ?

C'est également possible dans certains crématoriums. Il existe alors une salle d'euthanasie spéciale (aussi appelée salle d'adieu ou salle de recueillement). Votre cheval sera euthanasié par le vétérinaire attaché au crématorium ou par votre propre vétérinaire. Nous aborderons la crémation plus en détail ultérieurement.

LE COÛT DE L'EUTHANASIE

Si l'on se base sur la méthode la plus courante d'euthanasie, par injection de sédatifs, vous devez vous attendre à des frais compris entre 200 et 450 euros, selon la quantité de produit nécessaire. Les cas d'urgence peuvent entraîner des frais supplémentaires. Si l'euthanasie a lieu chez vous ou dans une écurie de pension, les frais de déplacement habituels du vétérinaire s'ajouteront au tarif.

Gardez à l'esprit que ces prix peuvent varier en fonction du cabinet vétérinaire, de la région et des circonstances spécifiques. Renseignez-vous toujours à l'avance sur les tarifs exacts et demandez un devis détaillé pour savoir exactement ce que vous payez.

L'EUTHANASIE EST-ELLE COUVERTE PAR L'ASSURANCE CHEVAL ?

Cela dépend des conditions de votre police d'assurance. Les assurances équines varient dans leurs options de couverture. Toutes les polices ne couvrent pas l'euthanasie, ou ne le font que sous certaines conditions. Il est donc important de lire attentivement les conditions générales. Certains assureurs ne couvrent l'euthanasie que si elle est médicalement nécessaire et recommandée par un vétérinaire, excluant ainsi ce qu'on appelle « euthanasie de convenance ». D'autres compagnies d'assurance, en revanche, peuvent offrir une plus grande latitude.

Documents requis

Votre assureur peut exiger la présentation de certains documents, par exemple un certificat du vétérinaire qui confirme la nécessité médicale de l'euthanasie.

Frais post mortem

Les frais de crémation et les coûts de transport associés sont généralement couverts par une garantie séparée ou une police complémentaire.

Quand contacter votre assureur ?

Dans tous les cas, il est conseillé de contacter directement votre assureur pour vérifier si l'euthanasie est couverte et sous quelles conditions. Faites-le avant le décès de l'animal afin d'éviter les malentendus. Ainsi, vous pourrez faire certains choix sans avoir de mauvaises surprises financières par la suite.

Période de carence

Comme pour une maison ne pouvant être assurée contre un incendie déjà déclaré, l'assureur ne couvrira pas une euthanasie si l'état de votre cheval en justifie déjà la nécessité. Généralement, une période de carence de trois mois s'applique, sauf en cas d'euthanasie rendue nécessaire par une maladie aiguë (comme la colique), un incendie ou un accident.

LÉGISLATION ET RÉGLEMENTATION

En matière d'euthanasie équine, les vétérinaires suivent des protocoles stricts, basés sur le Code de déontologie vétérinaire et les recommandations officielles du Ministère de l'Agriculture. Il serait trop long de détailler tous ces protocoles dans ce livre, mais vous pouvez être assuré que votre vétérinaire connaît la législation en vigueur et la respecte.

Quelques obligations légales et administratives vous incombent toutefois en tant que propriétaire :

- **Informer le vétérinaire**
  Vous devez lui communiquer toutes les informations pertinentes sur la santé de votre cheval, ainsi que sur tout traitement ou médicament antérieur.
- **Donner votre consentement officiel**
  Aucune euthanasie ne peut être réalisée sans votre accord explicite.
- **Gestion du corps**
  Après le décès, vous devez vous assurer que le corps est enlevé de manière responsable. Si le cheval est envoyé à l'abattoir, celui-ci se charge des formalités administratives. Ce sujet sera abordé plus en détail plus loin dans le chapitre.
- **Informer l'assureur**
  Si votre cheval est assuré, vous devez prévenir la compagnie d'assurance.
- **Mise à jour du SIRE et du passeport**
  Si votre cheval est enregistré auprès d'un stud-book ou du SIRE (Système d'Information Relatif aux Équidés), vous devez en informer l'organisation et envoyer le passeport dans un délai de 30 jours[1]. Ceci est important pour la gestion administrative et pour éviter que le cheval ne reste enregistré comme vivant ou qu'une fraude ne soit commise avec le passeport ou le numéro de puce. Si vous souhaitez récupérer le passeport, précisez-le lors de l'envoi, en indiquant l'adresse où vous souhaitez le recevoir une fois qu'il aura été invalidé.

---

1 Vous trouverez les coordonnées des organismes mentionnés dans ce chapitre à la page 101.

GÉRER L'EUTHANASIE D'UN CHEVAL EN COPROPRIÉTÉ ?

Si un cheval a plusieurs propriétaires, la décision de procéder à son euthanasie devient plus complexe, tant sur le plan juridique qu'administratif. Voici les principaux points à considérer :

Consentement de tous les propriétaires

En cas de copropriété, l'euthanasie doit être approuvée à l'unanimité par tous les propriétaires. Sans cet accord, la décision peut poser des problèmes juridiques et entraîner des litiges.

Vérifiez les conventions de copropriété ou tout autre contrat existant : ils peuvent contenir des clauses précises sur la manière de prendre des décisions importantes, comme l'euthanasie et sur la procédure en cas de désaccord.

Il est fortement recommandé d'obtenir le consentement écrit de tous les propriétaires, sous la forme d'une déclaration signée attestant de leur accord. Ce document servira de preuve officielle que la décision a été prise conjointement.

Rôle du vétérinaire

Informez le vétérinaire de la situation de copropriété et assurez-vous qu'il dispose également d'une confirmation écrite de l'accord de tous les propriétaires. Cela protège le vétérinaire et évite toute responsabilité ultérieure.

Répartition des coûts

Discutez également à l'avance de la répartition des frais liés à l'euthanasie, à l'enlèvement du corps et à l'éventuelle crémation. Cette précaution permet d'éviter les conflits financiers après l'intervention.

Assurance

Si le cheval est assuré, tous les propriétaires doivent être d'accord pour déposer une réclamation. Vérifiez attentivement la police pour vous assurer que les conditions de réclamation sont respectées en copropriété.

TRAITEMENT DU CORPS APRÈS LE DÉCÈS

Après le décès de votre cheval, son corps a besoin de soins et de respect, tout comme lorsqu'il était vivant. Bien entendu, des considérations pratiques et financières entrent également en ligne de compte.

> *L'enterrement d'un cheval sur une propriété privée est interdit en France et en Belgique. Cette interdiction est principalement liée aux risques sanitaires. Les cadavres de chevaux peuvent contenir des bactéries et des virus nuisibles qui pourraient contaminer le sol et l'eau pendant des dizaines d'années, représentant un danger pour les humains et les animaux.*

Crémation

Il existe plusieurs crématoriums équins en France et en Belgique. En plus de la crémation, ils proposent généralement une série de services complémentaires. Ils peuvent, par exemple, venir chercher votre cheval si sa situation le permet sans souffrance inutile. Vous pouvez bien sûr aussi amener vous-même votre cheval ou le faire faire par une entreprise de transport spécialisée.

Si votre cheval est euthanasié sur place, vous pouvez choisir de faire appel à votre propre vétérinaire ou à celui qui est rattaché au crématorium. La plupart des crématoriums disposent d'une salle d'adieu où vous pouvez passer un dernier moment au calme avec votre cheval.

Transport

Notez que la législation interdit à un particulier d'assurer lui-même le transport du corps. Si votre cheval est déjà décédé chez vous ou dans une écurie de pension, le crématorium peut venir chercher le corps, ou vous pouvez faire appel à une entreprise de transport agréée.

Il est recommandé d'organiser le transport de votre cheval, que ce soit avant ou après l'euthanasie, à l'avance. Cela vous épargnera bien des soucis lorsque vous n'aurez pas l'esprit à cela.

Le processus de crémation

Après l'euthanasie et les adieux, ou après l'arrivée, le corps de votre cheval est conduit dans la salle de crémation. Le crématorium est équipé d'un four spécial pour les grands animaux. Une crémation dure environ cinq heures. C'est un peu moins long pour les poneys et les ânes et un peu plus long pour les chevaux de grande taille.

> Si vous avez un très grand cheval, comme un Shire, un Trait du Nord ou un Percheron, il est recommandé de vous renseigner au préalable pour vous assurer que le crématorium de votre choix est équipé pour ce type de crémation, car ce n'est pas toujours le cas.

Si vous le souhaitez, vous pouvez rester sur place jusqu'à la fin de la crémation, y compris au moment où le corps entre dans le four. Certaines personnes apprécient de pouvoir elles-mêmes appuyer sur le bouton qui enclenche le processus.

> Pour un dernier adieu, vous pouvez déposer une photo, une lettre ou une fleur sur le corps de votre cheval.

Les cendres

Les cendres peuvent vous être envoyées dans une urne, afin que vous puissiez les disperser. Certains crématoriums disposent d'un jardin du souvenir où vous pouvez le faire. Vous pouvez également conserver ou enterrer l'urne, si vous le souhaitez dans un cimetière pour animaux. Une autre option est de ne prendre qu'une petite quantité de cendres, que vous pouvez conserver ou faire transformer en bijou. Il est même possible aujourd'hui de faire presser les cendres en un diamant.

Toutes les entreprises de crémation ne proposent pas tous ces services. Renseignez-vous bien à l'avance.

Coûts de la crémation

Les frais de crémation d'un cheval se décomposent suivant plusieurs éléments. Les coûts réels de la crémation dépendent du poids et de la taille au garrot du cheval et varient généralement entre 400 et 1700 euros. Des frais de transport s'y ajoutent si votre cheval doit être conduit au crématorium.

Les frais d'utilisation de la salle d'adieu se situent autour de 75 euros. La dispersion des cendres dans un jardin du souvenir coûte environ 50 euros. L'envoi des cendres coûte environ 50 euros.

Veuillez noter que les frais d'euthanasie, si elle est pratiquée par le vétérinaire du crématorium, ne sont pas inclus dans cette estimation.

L'équarrissage en France : procédure et obligations

Lorsqu'un cheval décède, la loi française impose une gestion stricte du corps pour des raisons sanitaires. Sauf en cas de crémation privée, le recours à un service d'équarrissage agréé est obligatoire

La procédure de déclaration et d'enlèvement

La démarche doit être initiée rapidement et rigoureusement :

1. **Contacter l'équarrisseur**
Vous devez signaler le décès de votre cheval à l'entreprise d'équarrissage agréée pour votre zone géographique. Cette déclaration doit impérativement être faite par téléphone ou en ligne dans un délai de 48 heures suivant le décès. Le non-respect de ce délai est passible d'une amende.
2. **Fournir les informations**
L'opérateur vous demandera le numéro de transpondeur (ou UELN [(2)]) de l'animal. Ce numéro à 15 chiffres se trouve sur la page d'identification de son document d'identification (passeport).
3. **Planifier l'enlèvement**
Après la déclaration, le corps est généralement collecté dans un délai d'un à deux jours ouvrables.

Les coûts de l'équarrissage

Le coût du service varie fortement selon le prestataire, votre département et le gabarit de l'animal. À titre indicatif, les tarifs se situent généralement dans les fourchettes suivantes :

- Poney ou âne : 80 € à 450 €
- Cheval de selle : 130 € à 650 €
- Cheval de trait : 160 € à 800 €

Il est conseillé de demander un devis précis lors de votre appel.

Payer via le SIRE

L'IFCE (Institut Français du Cheval et de l'Équitation) propose, via le site du SIRE, un service national mutualisé pour le paiement de l'équarrissage. Cette option présente deux avantages majeurs :

- Un tarif fixe national, souvent plus avantageux que le tarif local du prestataire.
- Une simplification administrative pour l'enregistrement de la mort.

---

2 *Universal Equine Life Number*, en français : numéro universel d'identification des équidés

La procédure est la suivante :

1. **Paiement en ligne avant d'appeler l'équarrisseur**
Rendez-vous sur le site du SIRE pour régler la prestation.
2. **Obtention du justificatif**
Une fois le paiement validé, vous recevez un accusé de réception / justificatif de paiement. Conservez-le précieusement.
3. **Contact avec l'équarrisseur**
Appelez ensuite votre équarrisseur local pour organiser l'enlèvement. Mentionnez que vous avez payé via le service mutualisé du SIRE.
4. **Remise des documents**
Lors de l'enlèvement, vous remettrez à l'agent le justificatif de paiement, le document d'identification (passeport) original et sa carte d'immatriculation (feuille A4). L'équarrisseur ne vous demandera aucun frais supplémentaire et se chargera de transmettre les documents au SIRE pour enregistrer officiellement le décès.

La gestion administrative

La manière dont vous déclarez officiellement la mort de votre cheval au SIRE dépend de votre mode de paiement.

- **Scénario 1 : Vous avez utilisé le service de paiement en ligne du SIRE**
Comme mentionné ci-dessus, l'équarrisseur se charge de tout. En lui remettant le passeport et la carte d'immatriculation, votre obligation administrative est remplie.
- **Scénario 2 : Vous payez l'équarrisseur directement**
Dans ce cas, vous êtes personnellement responsable de la démarche administrative. Vous devez renvoyer, dans un délai de 15 jours suivant la mort du cheval, les documents suivants au SIRE :
    - Le document d'identification (passeport) original.
    - La carte d'immatriculation originale, signée par vos soins au verso
    - Une déclaration sur l'honneur mentionnant la date et la cause de la mort.

Le non-renvoi de ces documents constitue une infraction. Cela permet d'éviter toute utilisation frauduleuse de l'identité d'un cheval décédé.

L'équarrissage en Belgique

En Belgique, la réglementation est similaire mais pas identique à celle de la France. La gestion des corps d'animaux reste strictement encadrée pour des raisons sanitaires, mais c'est l'entreprise agréée Rendac qui est chargée de l'enlèvement, sauf si le propriétaire opte pour une crémation privée.

La procédure de déclaration et d'enlèvement

La rapidité est essentielle, car les délais légaux sont très courts.

1. **Contacter Rendac**
   Vous devez signaler le décès de votre cheval auprès de Rendac par téléphone ou via leur portail en ligne[(3)]. Cette déclaration doit impérativement être faite dans les 24 heures suivant le décès.
2. **Fournir les informations**
   L'opérateur vous demandera des informations précises :
   - Le numéro de transpondeur (puce) du cheval, qui se trouve dans son passeport.
   - Le code d'espèce : 51 pour un cheval, 52 pour un poulain, 53 pour un poney.
   - Le numéro de client si l'écurie en possède un chez Rendac.
3. **Planifier l'enlèvement**
   Après la déclaration, le corps est généralement collecté le jour ouvrable suivant. Les passages ont lieu entre 6h00 et 22h30.

Les coûts et options de l'équarrissage

Rendac propose différentes formules, ce qui influe sur le coût. Les tarifs sont indexés annuellement[(4)] :

- **Collecte régulière**
  Le camion-grue suit un itinéraire planifié. C'est l'option la plus économique. À titre indicatif, le coût s'élève à environ 200 € - 250 €.
- **Collecte individuelle**
  Un véhicule plus petit vient spécifiquement pour votre animal. Cette option est plus rapide et discrète, mais plus onéreuse (650 €).

---

3 Vous trouverez les coordonnées des organismes mentionnés dans ce chapitre à la page 103.
4 Pour les tarifs les plus récents, consultez le site web de Rendac (rendac.be).

La gestion administrative

Contrairement à certains systèmes en France, le service de Rendac couvre uniquement la collecte et le traitement du corps. L'équarrisseur ne se charge pas de la partie administrative. Le propriétaire a l'obligation légale d'effectuer lui-même les démarches suivantes.

1. **Récupérer les documents**
   Assurez-vous de conserver le passeport (document d'identification) du cheval et ses éventuels documents de propriété. Ne les donnez jamais à l'agent de Rendac.
2. **Renvoyer les documents**
   Vous devez renvoyer le passeport original au stud-book qui l'a émis (par exemple, la CWBC[5], Zangersheide, etc.). Cette démarche doit être effectuée dans les 7 jours suivant le décès.
3. **Mise à jour de la base de données**
   Le renvoi du passeport permet au stud-book d'invalider le document et d'enregistrer le décès de l'animal dans la base de données centrale HorseID.

Comme en France, l'absence de renvoi du passeport constitue une infraction.

Points à respecter pour la collecte par camion-grue

Pour garantir que la collecte se déroule de manière efficace et sécurisée, plusieurs aspects pratiques doivent être respectés. Ces règles sont essentielles pour le chauffeur et sont applicables tant en France qu'en Belgique.

Préparation et timing

Le corps doit être prêt sur le lieu de chargement convenu dès six heures du matin le jour de l'enlèvement. Il doit être recouvert d'une bâche ou d'un drap opaque afin qu'il ne soit ni visible ni accessible aux personnes ou aux animaux (oiseaux, rats, chiens et chats), pour des raisons d'hygiène et de discrétion. La bâche doit être suffisamment lestée pour ne pas s'envoler, tout en restant facile à retirer par le chauffeur.

5 Confédération Wallonie-Bruxelles du Cheval

Choix de l'emplacement de chargement

L'emplacement doit être choisi avec soin en respectant trois critères majeurs :

- **L'accessibilité pour le camion**
  Le lieu doit être facilement accessible depuis une route publique carrossable. Si l'enlèvement se fait sur une propriété privée, le chemin d'accès doit être suffisamment large et stable pour permettre le passage et les manœuvres d'un camion lourd.
- **La sécurité sanitaire**
  Pour éviter tout risque de contamination, le corps doit être placé aussi loin que possible des écuries, des pâtures et de tous lieux où sont gardés d'autres animaux.
- **L'espace pour la grue**
  Le corps doit être placé dans une zone dégagée, à portée de la grue (généralement 4 à 5 mètres du camion).
  - **Dégagement horizontal**
    Assurez-vous qu'il n'y ait pas d'obstacles comme un arbre, un mur, un lampadaire ou des buissons trop proches. Un espace libre d'au moins deux mètres autour du corps est nécessaire.
  - **Dégagement vertical**
    La grue atteint une hauteur d'environ six mètres une fois déployée. Vérifiez qu'il n'y ait pas de lignes électriques, de branches basses ou d'autres obstacles en hauteur.

Le respect de ces consignes est fondamental. Si le chauffeur juge que les conditions de sécurité ne sont pas réunies, il peut refuser de procéder à l'enlèvement.

> *Peut-être superflu à préciser, mais assurez-vous de discuter de tous ces points avec votre gestionnaire d'écurie, afin qu'il sache quand et comment le corps sera récupéré. Dans certaines situations stressantes, ce détail important est parfois oublié.*

Don à la science

Vous pouvez également faire don du corps de votre cheval à la science. Le corps sera utilisé pour des travaux pratiques dans des facultés de médecine vétérinaire. En France, il s'agit des universités de Maisons-Alfort, Nantes, Toulouse et Lyon (p. 102). En Belgique, on peut s'adresser aux universités de Liège et de Gand (p. 103).

Autopsie

Vous pourriez vouloir en savoir plus sur la maladie qui a conduit à l'euthanasie de votre cheval, en particulier si la cause était inconnue. Dans ce cas, vous pouvez demander une autopsie clinique. Cette procédure est réalisée dans les facultés de médecine vétérinaire ou dans des laboratoires spécialisés. Des frais de plusieurs centaines d'euros sont à prévoir.

Le récit de Nancy – Elle est de nouveau près de moi

Mon magnifique et puissant cheval, Kalusha, a souffert de coliques. C'était la troisième fois en très peu de temps. Le vétérinaire est passé et a affirmé que cela semblait moins grave que les fois précédentes. Malheureusement, il n'en était rien. C'était même bien plus sérieux.

Puisque le vétérinaire considérait que son état était encore trop satisfaisant pour envisager l'euthanasie, je l'ai conduite à la clinique. Une fois sur place, mon pire cauchemar est devenu réalité. À cause d'une rupture intestinale, Kalusha était en état de choc et une euthanasie d'urgence était la seule option possible.

Je n'ai pas eu l'autorisation de la tenir au moment de l'euthanasie, car le risque qu'elle me blesse en tombant était trop élevé. C'était le protocole de la clinique. Quand j'ai pu la rejoindre, j'ai constaté qu'elle souffrait encore atrocement.

J'ai littéralement supplié qu'on la laisse partir le plus vite possible. Heureusement, ils m'ont écoutée. J'étais moi aussi en état de choc.

Ensuite, on m'a demandé ce que je souhaitais faire. Autopsie, destruction ou incinération. Ouf, cela m'est tombé dessus brutalement. Kalusha est née chez moi et a vécu près de 25 ans. C'était donc probablement une situation que je ne revivrais jamais. C'est pourquoi j'ai choisi la crémation.

La question suivante a également été très difficile : souhaitais-je que Kalusha soit exposée ? C'était bien sûr une chose à laquelle je n'avais jamais réfléchi. En soi, je n'accordais pas d'importance particulière au corps sans vie, mais mon cœur était brisé. Que devais-je faire ? Comme sa mort était si soudaine et que la journée entière avait été si intense et traumatisante pour moi, j'ai malgré tout opté pour l'exposition.

Le moment est arrivé. Les genoux tremblants, je suis entrée seule, parce que, tout au long de sa vie, j'avais toujours tout fait seule avec elle et sa petite amie shetland.

Et elle était là. Sur une estrade, recouverte d'une magnifique couverture bleue. La couverture était repliée et sa bordure dorée encadrait son corps. Les larmes coulaient sur mes joues.

Sur son ventre, il y avait une rose rouge. Deux empreintes d'encre de ses sabots, de petites balles de foin et une mèche de crin de sa queue avaient été placées à ses côtés dans une boîte.

De nombreuses bougies brûlaient sur le mur du fond. Il faisait une obscurité agréable, mais il y avait suffisamment de lumière pour que je puisse bien la voir. Une musique magnifique résonnait, tandis que mes photos et vidéos étaient projetées sur un écran derrière elle.

Je suis restée une heure et demie pour cette splendide cérémonie d'adieu. Et bien que son corps soit froid, cela a été si précieux et si beau à faire. Ce fut très apaisant pour moi.

Je lui ai aussi écrit une lettre qui, à la fin de la cérémonie, a été incinérée avec mon amie et un bouquet de petites roses.

Cette journée a bien sûr été traumatisante, mais ce dernier moment m'a apporté beaucoup de calme et un sentiment d'apaisement. Pouvoir la câliner une dernière fois et la remercier pour tout, sans qu'elle souffre. J'avais eu le sentiment de ne pas avoir pu lui dire au revoir le jour de l'euthanasie. J'ai pu le faire malgré tout.

J'ai pu récupérer ses cendres rapidement et elles sont maintenant chez moi, avec un magnifique poème, le certificat de crémation et l'une des empreintes de sabot encadrés. J'y ai aussi ajouté des mèches de ses crins et de sa queue, une image commémorative et des photos de l'exposition. Pour son anniversaire, j'ai allumé une bougie à côté. Elle est de nouveau près de moi.

Nancy Raats

PRÉPARATION ÉMOTIONNELLE

COMMENT VOUS PRÉPARER ÉMOTIONNELLEMENT ?

Plus tôt dans ce livre, vous avez lu que le processus de décision concernant l'euthanasie de votre cheval, poney ou âne peut prendre des semaines, voire des mois. Cette décision n'est pas un moment unique et figé. Il en va de même pour le processus émotionnel qui lui est intimement lié. Les premières émotions apparaissent très tôt, puis la situation peut s'accélérer considérablement. L'euthanasie représente le point culminant, ou plutôt le point le plus bas, marquant le caractère définitif de l'acte, le « point de non-retour ». Dans le chapitre suivant, vous découvrirez même le concept de deuil anticipatoire (p. 76).

Pour tenter de démêler, ne serait-ce qu'un peu ce « nœud gordien », nous allons maintenant examiner de manière très pragmatique ce que vous pouvez faire pour vous préparer émotionnellement au mieux à cette première phase et ainsi en réduire un peu l'impact.

Rassembler des informations

Même si cela ne semble pas être une préparation émotionnelle au premier abord, la première étape consiste à vous informer. Renseignez-vous attentivement sur la procédure d'euthanasie et tout ce qu'elle implique, comme cela a été abordé dans le chapitre précédent. Discutez avec votre vétérinaire pour savoir à quoi vous attendre et posez toutes vos questions sur le déroulement des événements et les options disponibles. Cela vous donnera, à juste titre, le sentiment que vous gardez le contrôle de la situation. Vous serez ainsi mieux à même d'absorber et de gérer vos émotions. Comprendre l'ensemble du processus peut réduire votre angoisse et votre incertitude.

Chercher du soutien émotionnel

Pour avoir une vue d'ensemble encore plus large de ce à quoi vous attendre, c'est une bonne idée de lire ou d'écouter les expériences d'autres propriétaires qui ont fait euthanasier leur cheval. En plus de vous décrire comment tout s'est passé concrètement, ils pourront aussi vous raconter l'impact que l'euthanasie a eu sur eux et la manière dont ils l'ont géré. Vous pourrez y puiser du réconfort, vous sentir moins seul dans votre chagrin et avoir moins de sentiments de culpabilité. N'hésitez donc pas à demander à connaître leurs expériences. Cela peut se faire à l'écurie, mais aussi dans divers groupes sur Facebook ou d'autres réseaux sociaux.

Parlez avec des membres de votre famille, des amis ou d'autres propriétaires de chevaux qui peuvent vous soutenir pendant cette période difficile. Exprimer vos sentiments à des personnes qui vous comprennent peut apporter un immense soulagement.

Aide professionnelle

N'hésitez pas non plus à chercher de l'aide professionnelle. Vous n'êtes pas le premier, ni le seul et certainement pas le dernier à avoir besoin d'un coup de pouce professionnel lorsque tout est émotionnellement chamboulé. Il existe des thérapeutes spécialisés dans le deuil lié à la perte d'animaux. Ils peuvent vous aider à surmonter vos sentiments de tristesse, de colère, de culpabilité et d'autres émotions.

Vous pouvez aussi vous adresser à un thérapeute généraliste qui peut vous aider à explorer et à comprendre les causes plus profondes de votre chagrin et de votre deuil. Un thérapeute peut vous enseigner des stratégies pour mieux faire face à la perte. La thérapie peut être particulièrement utile si vous constatez que vos émotions affectent trop votre vie quotidienne .

Le choix de l'aide professionnelle est une décision personnelle. Il n'y a pas de bonne ou de mauvaise manière d'être triste. Ne laissez personne vous dicter si vous devez ou non demander de l'aide.

Faire vos adieux

Prenez le temps de dire au revoir à votre cheval. Profitez de ce temps pour lui faire des câlins, le panser longuement, faire une promenade (si c'est encore possible) ou simplement passer un moment privilégié, seuls tous les deux. Parlez à votre cheval et dites-lui tout ce que vous voulez, que vous croyiez ou non qu'il vous comprenne. Si vous vous en sentez la force, vous pouvez rassembler tout cela en une sorte de rituel d'adieu. En marquant ce moment, vous pouvez adoucir un peu le sentiment de perte et avoir plus tard un souvenir très intense auquel repenser.

Donnez aussi le temps et l'espace aux autres personnes qui avaient un lien spécial avec votre cheval, comme les demi-pensionnaires ou les soigneurs, pour qu'ils puissent lui dire au revoir à leur manière. C'est non seulement important pour eux, mais cela vous aidera aussi de voir à quel point ils ont aimé votre cheval. Cependant, restez attentif à vos propres limites émotionnelles et à celles de votre cheval. La capacité physique de votre cheval doit toujours être la priorité. Par exemple, il ne doit pas souffrir pour faire une dernière promenade avec quatre personnes différentes.

N'oubliez pas de prendre des dernières photos ou vidéos de votre cheval. C'est peut-être aussi le bon moment pour couper un petit morceau de sa crinière ou de sa queue à conserver ou à faire transformer plus tard en bijou.

L'interprète animalier

Certaines personnes croient que l'on peut, avec ou sans l'aide d'un tiers (un interprète animalier), établir un contact télépathique avec son cheval. Elles pensent pouvoir ainsi expliquer à leur cheval ce qui se passe et pourquoi. Elles peuvent aussi se sentir soulagées au moment de l'adieu si leur cheval leur « dit » qu'il est en paix avec l'approche de la mort. La possibilité de rester en contact avec l'« âme » du cheval après sa mort est également mentionnée. Si cette approche vous parle, rien ne vous empêche de l'essayer pour voir si elle peut vous aider à faire vos adieux à votre cheval en toute sérénité.

Prendre soin de soi

Prenez soin de vous pendant cette période difficile. Mangez sainement, hydratez-vous, dormez suffisamment et faites de l'exercice. Accordez-vous des moments de détente et des activités que vous aimez. Un bien-être physique renforcé vous permettra de mieux gérer vos émotions et d'offrir calme et stabilité à votre cheval. Vous traverserez cette épreuve tous les deux avec plus de sérénité.

QUELLES ÉMOTIONS POUVEZ-VOUS VOUS ATTENDRE À RESSENTIR ?

La tristesse, la colère, l'incompréhension, le sentiment d'impuissance... Ce sont les émotions auxquelles nous pensons d'abord en cas de perte, qu'elle soit imminente ou déjà survenue. Mais d'autres émotions et sentiments peuvent également se manifester, plus que vous ne le pensiez au premier abord. En plus du chagrin, vous pourriez par exemple ressentir un sentiment de soulagement, surtout si votre cheval souffrait beaucoup depuis un certain temps. Ce soulagement peut, à son tour, générer un sentiment de culpabilité (voir l'encadré de la page suivante).

Peur et incertitude

Certaines personnes ressentent de la peur à cause de l'incertitude quant à la manière de continuer leur vie sans leur cheval. Si votre cheval représente une grande partie de votre quotidien et de votre identité, vous pouvez même avoir le sentiment d'être en train de perdre une partie de vous-même.

Vous pourriez avoir le sentiment que les autres ne voient pas ou ne comprennent pas l'ampleur et la profondeur de votre chagrin, surtout si ces personnes ne partagent pas votre passion pour les chevaux. Cela peut à son tour engendrer des sentiments de solitude ou la peur de se retrouver seul. À l'approche de l'euthanasie de votre cheval, il n'est pas rare de commencer à vous inquiéter soudainement pour vos autres animaux.

Gérer les sentiments de culpabilité

Le sentiment de culpabilité est une émotion humaine naturelle, surtout lorsque nous sommes responsables du bien-être d'un animal. Cependant, la décision d'euthanasier un cheval, lorsqu'elle est prise de manière réfléchie et avec compassion, est fondée sur une profonde responsabilité envers l'animal.

Si votre cheval souffre de manière insupportable ou est atteint d'une maladie grave sans aucun espoir de guérison, l'euthanasie est l'option la plus éthiquement responsable. L'objectif est de prévenir toute souffrance supplémentaire et d'offrir au cheval une fin de vie paisible. Dans ces situations, l'euthanasie est un acte d'amour et de compassion, où la culpabilité n'a pas sa place.

Émotions positives

Cela peut sembler étrange, mais pendant la période qui précède la perte de votre cheval, vous pouvez aussi ressentir des émotions positives. Accueillez-les également. Elles vous aideront à mettre les émotions négatives en perspective et à atteindre un meilleur équilibre émotionnel. Cela vous aidera indéniablement à être mieux préparé pour ce qui va arriver.

Des exemples de ces sentiments positifs sont la gratitude pour le temps que vous avez passé ensemble, ou l'admiration pour la force et le caractère de votre cheval. Son courage et sa persévérance face à la douleur peuvent vous inspirer et vous donner de la force pendant cette période difficile.

Un sentiment de satisfaction est aussi une émotion que vous pouvez ressentir. Sentez-vous satisfait de savoir que vous avez fait tout ce qui était en votre pouvoir pour prendre soin de votre cheval jusqu'à la fin. Ce sentiment peut certainement vous aider dans votre préparation à la perte et bien sûr aussi dans le processus de deuil qui vous attend.

De la connexion au sens

Qui sait, vous pourriez même pousser plus loin en ressentant un sentiment de connexion, d'inspiration et de sens. La perte de votre cheval peut vous rapprocher d'autres personnes, comme votre famille, vos amis et d'autres propriétaires de chevaux qui vous apportent maintenant leur soutien.

L'expérience et les leçons que vous avez apprises pendant le temps passé avec votre cheval, à la fois lorsque tout allait bien et pendant la dernière phase de sa vie, peuvent vous inspirer à examiner d'autres aspects de votre vie. Apprenez de vous-même la manière dont vous faites face aux problèmes et aux grands défis, ou comment vous donnez de l'amour et des soins aux autres.

Enfin, prendre soin de votre cheval jusqu'au bout a pu vous donner un sentiment de sens. Ce sentiment peut persister et vous aider à donner plus de sens et de profondeur aux autres relations de votre vie.

COMMENT PRÉPARER VOS ENFANTS ?

Les enfants ont souvent une vision de la mort très différente de la vôtre. Assurez-vous de bien les accompagner, avant et après l'euthanasie. Expliquez-leur de manière simple et compréhensible ce qui va se passer et pourquoi. Soyez honnête et ne maquillez pas la réalité. Vous pouvez dire que le cheval est très malade, qu'il ne peut plus guérir et que le vétérinaire va l'aider pour qu'il n'ait plus de douleur.

> *Ce qui est valable pour les jeunes enfants s'applique également aux adultes ayant une déficience intellectuelle, par exemple si un cheval, un poney ou un âne doit être euthanasié dans une ferme pédagogique.*

Expliquer ce qui va se passer

Tout le monde a besoin de comprendre ce qui est sur le point d'arriver et les enfants n'y font pas exception. Expliquez le processus d'une manière qui ne soit ni effrayante ni confuse. Dites par exemple :

> *« Le vétérinaire va faire une piqûre à Bella pour qu'elle devienne très somnolente et détendue. Ensuite, il lui fera une deuxième piqûre pour qu'elle s'endorme. Quand Bella sera endormie, elle recevra la dernière piqûre. C'est celle qui va faire arrêter son cœur. Elle ne sentira absolument rien, car elle dormira déjà très profondément grâce à la première piqûre. Pour être certain que Bella est bien décédée, le vétérinaire vérifiera une dernière fois. Quand il dira que c'est le cas, nous en serons sûrs aussi. Bella n'aura alors plus du tout mal. »*

Ne pas tourner autour du pot

Nommez les choses par leur nom et évitez les mots comme « endormir » ou d'autres euphémismes. Malgré votre bonne intention d'utiliser de tels termes adoucissants, les enfants ne comprennent ces nuances de langage qu'à partir d'environ neuf ans. Il y a un risque qu'ils aient peur de s'endormir à leur tour, de crainte de ne jamais se réveiller.

Le moment idéal n'existe pas

Expliquez que pour les gens qui aiment le cheval, le moment idéal pour l'euthanasie n'existe pas, car l'émotion joue un rôle immense. Dites que c'est très difficile, mais qu'il faut mettre son émotion de côté pour le bien du cheval, sans pour autant nier que cette émotion est là et qu'elle a le droit d'exister. Dites que c'est ce qui vous permet de vous approcher le plus possible du « moment idéal ».

Quand le moment est venu

Selon l'âge et la maturité émotionnelle de vos enfants, vous pouvez les laisser assister à tout ou partie du processus d'euthanasie. Faites-le d'une manière qui soit respectueuse à la fois pour votre cheval et pour vos enfants. Le moment où le vétérinaire guide le cheval au sol est probablement un peu trop fort pour la plupart des jeunes enfants.

Restez près de vos enfants ou assurez-vous qu'une autre personne de confiance, comme un grand-parent ou un frère ou une sœur plus âgé(e), soit avec eux au moment où vous devez vous concentrer entièrement sur votre cheval.

Après

Écartez tout doute quant au fait que votre cheval est réellement décédé. Si vos enfants sont assez matures émotionnellement, vous pouvez les laisser toucher le cheval décédé. Laissez-les sentir qu'il ne respire plus et qu'il ne bouge plus.

Après cet événement intense, parlez avec vos enfants de ce qui s'est passé. Répondez à leurs questions et donnez-leur l'espace nécessaire pour exprimer leurs sentiments. Insistez à nouveau sur le fait que toutes les émotions sont légitimes et que c'est même très important de les ressentir.

Ne cachez pas vos propres sentiments. Pour les enfants, il est déroutant de voir leurs parents lutter contre une émotion. En montrant leurs émotions, les parents donnent l'exemple d'une manière saine de gérer le chagrin et la perte. Cela n'aide pas seulement les enfants à traverser cette période triste, mais ils en récolteront aussi les bénéfices plus tard dans leur vie.

L'enlèvement du corps

Là encore, il est préférable d'être très honnête et factuel. Si le corps est enlevé par le service d'équarrissage, il est déconseillé de laisser les enfants en être témoins. C'est une image confrontante qui restera probablement longtemps et fortement gravée dans leur mémoire. Le risque qu'elle prenne la place de beaux souvenirs est inacceptablement grand.

En revanche, si votre cheval est incinéré, il est conseillé d'impliquer vos enfants dans le processus. Là aussi : soyez ouvert et honnête, expliquez ce qui va se passer et mettez l'accent sur la beauté et la dignité de cet adieu.

FAUT-IL RESTER PRÉSENT ?

Chacun est différent. Certains propriétaires de chevaux préfèrent rester présents du début à la fin, tandis que d'autres préfèrent dire au revoir une fois que le cheval est couché. Il y a aussi des personnes pour qui c'est trop intense et qui ne veulent ou ne peuvent pas être là pour les derniers instants de leur cheval, ou qui ont peur que leur forte réaction émotionnelle ne l'agite.

L'euthanasie est un événement que vous ne pourrez, par définition, jamais refaire. C'est pourquoi, quelle que soit votre décision, assurez-vous d'être absolument certain que c'est ce que vous souhaitez. Sans vouloir vous pousser, reconsidérez la possibilité que votre présence puisse apporter du réconfort à votre cheval et lui permettre de passer ses derniers instants d'une manière aimante. Cela peut aussi vous apporter, à vous, un sentiment de conclusion et vous aider à gérer vos émotions, ce qui est important pour votre processus de deuil.

Si vraiment vous ne vous en sentez pas capable, vous pourriez peut-être demander à quelqu'un d'autre d'être présent à votre place. Un bon ami, votre partenaire ou un professionnel, comme votre moniteur d'équitation, qui connaît bien votre cheval.

Soulignons-le encore une fois pour être clair : être présent à l'euthanasie de votre cheval est un choix personnel. Personne ne peut vous dire quelle est la bonne ou la mauvaise décision. Pas même ce livre.

UN CHEVAL PEUT-IL COMPRENDRE QU'IL VA ÊTRE EUTHANASIÉ ?

Le moment où vous devez prendre la difficile décision de faire euthanasier votre cher cheval est sans doute l'une des expériences les plus déchirantes que vous puissiez vivre en tant que propriétaire. En plus de l'intense chagrin, des questions inévitables surgissent. Mon cheval comprend-il ce qui se passe ? Et si oui, dois-je me sentir coupable de ce choix ?

La complexité de la « compréhension » chez les animaux

Le concept de compréhension est complexe, surtout lorsqu'il s'agit d'animaux. Les chevaux, comme de nombreux autres animaux non humains, sont des êtres intuitifs qui savent capter les signaux et les émotions des autres espèces, en particulier des humains. À travers des années d'interaction avec nous, ils ont appris à reconnaître des schémas, des anomalies et des similitudes dans notre comportement.

Une expérience inédite

Les chevaux peuvent sentir que quelque chose se passe. Surtout lorsqu'ils souffrent ou sont malades, les chevaux, comme d'autres animaux de proie, sont beaucoup plus sensibles aux changements de comportement des autres animaux, y compris des humains. Cela ne signifie pas pour autant qu'ils comprennent précisément ce qui se passe lorsqu'ils sont euthanasiés. Ne confondez pas leur vigilance accrue, qui peut parfois ressembler à de la méfiance, avec une compréhension intrinsèque de la situation. N'oubliez pas que les chevaux apprennent par l'expérience et que l'euthanasie est une situation qu'ils n'ont jamais vécue auparavant.

Une conscience différente

Les chevaux ont un type de conscience différent de celui des humains. Soit ils ne comprennent pas le concept de la mort comme nous, soit leur « vision » est si totalement différente que c'est nous qui ne pouvons pas imaginer ce que la mort représente pour eux. Dans les deux cas, il n'y a pas de traduction ou de comparaison directe possible entre nos deux mondes vécus. Cette incomparabilité empêche toute réponse objective à la question de savoir si les chevaux comprennent qu'ils sont euthanasiés.

Rester calme

Ce que les chevaux peuvent ressentir, c'est le calme ou la tension des personnes qui les entourent. C'est pourquoi il est important de rester calme et serein pendant le processus d'euthanasie. Agir ainsi permet d'éviter un stress inutile à votre cheval. Si vous n'y êtes pas parvenu ce jour-là, rappelez-vous que vous n'êtes qu'un humain et que votre chagrin était trop grand.

Comportements et réactions

Certains chevaux gravement malades ou blessés montrent un sentiment de soulagement à l'arrivée du vétérinaire. Cela peut être dû à une association d'idées. Ils ont appris que le vétérinaire peut soulager leur douleur. D'autres chevaux associent le vétérinaire à la douleur et à la peur, ce qui entraîne agitation et confusion. Dans les deux cas, vous pourriez interpréter à tort ces réactions comme une compréhension de l'approche de la mort

Le récit de Rémy – Mes dernières heures avec Theolâne

Theolâne a vécu jusqu'à 36 ans. À la fin, il était simplement usé. Je voyais qu'il avait de moins en moins d'énergie. Ses articulations étaient raides et douloureuses à cause de l'arthrose et il avait de plus en plus de mal à se lever et à marcher. Malgré les meilleurs soins du vétérinaire, son état ne faisait qu'empirer. Cela me faisait mal au cœur de voir mon Theo, autrefois si actif, têtu et curieux, se transformer en une petite bête qui passait de plus en plus de temps seule, à l'écart des autres ânes. Quand un matin, nous n'avons pas réussi à le remettre sur ses pieds et qu'il m'a regardé avec un air désespéré, j'ai su que c'était fini.

Je n'ai pas eu beaucoup de temps pour me préparer à ce qui allait arriver. Le vétérinaire devait venir en fin d'après-midi pour la piqûre. Mais d'un autre côté, je savais depuis quelques années que mon Theolâne n'était pas éternel. J'avais souvent répété ce moment dans ma tête.

Il était couché sur une épaisse couche de foin doux, à l'abri du vent et je suis resté avec lui. Toute la journée. J'ai parlé sans fin, lui ai dit tout ce que je voulais encore dire. J'ai passé mes doigts sur ses magnifiques oreilles. J'ai posé mes mains sur ses flancs pour bien sentir sa respiration. De temps en temps, je le serrais dans mes bras pour un gros câlin d'âne. Si seulement il pouvait savoir qu'il était en sécurité avec moi et à quel point je l'aimais.

C'est peut-être étrange, mais j'ai demandé à mon pareur de venir. Il le connaissait mieux que quiconque après 12 ans de parage. Des années de hauts et de bas, de périodes de fourbure sévère, d'abcès et de nombreuses leçons précieuses sur le caractère si particulier des ânes. Ensemble, nous avons partagé des souvenirs et versé une larme. Cela m'a fait énormément de bien.

Lorsque le moment est venu et que j'ai vraiment dû le laisser partir, j'ai posé mes mains sur ses yeux, comme si je ne voulais pas que ce soit la seringue qui l'endorme, mais moi.

C'est peut-être bizarre, mais j'ai senti que c'était la bonne chose à faire. J'ai aussi fermé les yeux et j'ai vu qu'il se tournait une dernière fois pour me regarder. Puis il s'est éloigné au galop, sur le pont de l'arc-en-ciel.

Maintenant que Theolâne n'est plus là, je ressens un manque incroyablement grand. Il me manque dans le pré, dans le troupeau. Ses yeux doux et son doux braiement me manquent. Même son braiement assourdissant qu'il laissait entendre à tout bout de champ me manque. Mais je suis aussi reconnaissant pour les 28 années que nous avons passées ensemble. Et je me console en me disant qu'il n'a plus de douleurs maintenant et qu'il broute dans une belle prairie pleine d'herbes et de fleurs au paradis des ânes. Là-bas, il est sans doute en train de braire très fort. Juste parce qu'il aime ça.

Rémys G.

Le récit d'une vétérinaire qui fait euthanasier son propre poney – Et enfin, l'instant tant redouté

L'euthanasie est toujours un moment très fort en émotions, même pour moi en tant que vétérinaire lorsque je dois l'effectuer pour d'autres. Je reconnais tellement le lien fort entre un propriétaire et son cheval. Et maintenant, après 25 ans passés ensemble, c'est au tour de mon propre poney. L'animal qui m'a vue grandir, qui a vu mes erreurs et qui m'a toujours pardonné.

Pour moi aussi, ce processus a duré quelques semaines. J'ai pris ma décision quand je suis revenue de vacances. Je ne l'avais pas vu depuis quelques semaines et j'ai soudain réalisé qu'il était « arrivé au bout du chemin », avec un âge respectable de 35 ans.

Nous avons partagé tellement de plaisir, il m'a tellement appris, nous avons fait tant de choses ensemble. Il m'a vue passer de petite fille qui mettait des tresses dans les crins de son poney, pensant que ça aussi apportait quelque chose à l'animal, à une professionnelle sérieuse, attentive aux besoins des chevaux. Notre amitié s'en est trouvée renforcée. Les dernières années où nous montions ensemble, nous n'avions plus besoin de selle ou de mors. Il me suivait en liberté quand il devait aller d'un pré à l'autre, même sur la route. Nous étions si intensément liés. Mais aujourd'hui, des problèmes physiques l'empêchent d'avoir une bonne qualité de vie : trop d'arthrose, pas assez de dents.

Maintenant, il me faut trouver le bon moment

L'été était fini, l'automne encore doux. Mais l'hiver serait de nouveau froid et humide, malgré son abri. J'avais un week-end de libre et du soleil était prévu : c'était le bon moment. Nous allons nous promener ensemble et il peut manger partout. Je le brosse et le touche autant que possible aux endroits que je sais qu'il aime. Je le remercie pour tout. Ma gratitude se manifeste aussi par des larmes. Je lui annonce ce que je vais faire, je lui demande sa permission en quelque sorte. Lorsque je sens que je me calme et qu'il est presque somnolent, je l'invite à me suivre sur le chemin.

Je passe du mode « propriétaire » au mode « vétérinaire ». Je vérifie que tout est prêt et que mon téléphone fonctionne. Je veux pouvoir demander de l'aide si besoin. Avec mes patients, je peux garder plus de distance et je sais que j'ai la technique pour endormir l'animal avec une seule piqûre. Avec mon propre poney, je n'en suis pas si sûre, alors je pose une aiguille à perfusion par sécurité. Cela me donne le temps de séparer la partie technique de l'émotion.

Je lui offre un dernier seau de pommes coupées. Il prend sa dernière bouchée et je respire profondément. Quand il tombe, ce n'est pas en douceur. Il semble même se redresser un peu avant de s'écrouler. Je prépare toujours les propriétaires au fait qu'un cheval ne s'effondre pas toujours calmement. Pour moi, ce n'est pas une surprise et je n'en suis pas choquée. Une fois au sol, sa respiration s'arrête déjà. Quand je pose mon stéthoscope sur son cœur, il bat encore très doucement, puis s'estompe lentement jusqu'à ce qu'il soit complètement silencieux.

Adieu, magnifique cheval. Même 20 ans après, je t'aime toujours autant.

Anonyme

LE DEUIL

LES CINQ PHASES DU DEUIL

Pour comprendre et gérer les émotions que les gens ressentent face à une grande perte, la psychiatre Elisabeth Kübler-Ross et le psychologue David Kessler ont identifié cinq phases de deuil : le déni, la colère, le marchandage, la dépression et l'acceptation. Elles sont décrites dans le livre « On Death and Dying » de 1969 [1].

Phase 1 : Le déni
C'est la première réaction à une grande perte. Durant cette phase, nous ne voulons pas faire face à la réalité. C'est une façon de nous protéger du premier choc, de la force de l'événement. Nous nions parfois simplement qu'un être cher est décédé ou que nous devons dire au revoir à quelqu'un qui nous est cher.

Phase 2 : La colère
À mesure que la réalité de la perte se précise, la plupart des gens ressentent de la colère par rapport à la perte elle-même, à la situation ou à l'injustice de ce qui s'est passé. Cette colère peut être dirigée contre soi-même, le défunt, d'autres proches, ou même contre des puissances supérieures ou le destin.

Phase 3 : Le marchandage
Dans une tentative d'annuler la perte ou d'en adoucir la douleur, nous essayons de marchander ou de négocier, souvent avec une puissance supérieure ou avec nous-mêmes. Par exemple, certaines personnes font des promesses de changer leur comportement en échange de la restitution de ce qu'elles ont perdu.

1 Titre français : Les derniers instants de la vie

Phase 4 : La dépression

Lorsque la réalité de la perte est pleinement assimilée, des sentiments intenses de tristesse, de désespoir et de manque d'espoir font leur apparition. Au cours de cette phase, nous nous retirons souvent de la vie sociale, perdons l'intérêt pour les activités que nous aimions auparavant et avons des difficultés à dormir ou à manger.

Phase 5 : L'acceptation

C'est la dernière phase du deuil, au cours de laquelle nous commençons lentement mais sûrement à accepter la perte et à apprendre à vivre avec. Cela ne signifie pas que la douleur de la perte disparaît, mais plutôt que nous trouvons un moyen de la gérer et de reprendre le cours de notre vie.

Il est important de souligner que les cinq phases ne sont pas toujours vécues dans un ordre fixe et que les gens peuvent les traverser de différentes manières et avec différentes intensités. Certaines personnes peuvent passer par toutes les phases, tandis que d'autres n'en vivent que quelques-unes, dans un ordre différent, ou les revivent à des moments différents.

LE DEUIL APRÈS LA PERTE DE VOTRE CHEVAL

Le pré est vide, la selle est accrochée au mur, inutilisée et votre cœur souffre. Là où résonnaient autrefois le hennissement et le bruit des sabots, le silence est maintenant assourdissant. Votre fidèle compagnon, votre camarade envers et contre tout, n'est plus. La perte d'un cheval est immense. C'est un vide qui vous touche profondément.

Même si vous vous êtes préparé émotionnellement et que vous avez peut-être déjà traversé une période difficile de deuil anticipé (voir p. 66), « le grand deuil » ne commence que maintenant et dans toute sa force.

Le deuil prend du temps

Malgré tous vos efforts, vos ajustements, l'implication de professionnels, les médicaments et les thérapies, l'impensable s'est finalement avéré inévitable. Vous avez dû prendre la décision de laisser partir votre cheval. C'est la fin d'un chapitre. Mais le livre n'est pas terminé, car le processus de deuil commence maintenant. La tristesse, la colère, les sentiments de culpabilité... toutes les émotions passent par le processus de deuil. Donnez-vous le temps et l'espace pour faire votre deuil d'une manière qui vous convient.

Intégrer la perte

Certaines personnes préfèrent parler d'« intégrer la perte » plutôt que de « faire son deuil » car cela décrit une approche plus large et plus holistique de la gestion de la perte.

Au lieu de penser que vous devez « surmonter » votre chagrin, vous pouvez aussi voir comment lui donner une place dans votre vie. C'est une façon de préserver les beaux souvenirs et de chérir l'amour que vous avez ressenti. « Intégrer la perte » est une approche positive, qui reconnaît que la perte devient une partie de votre histoire de vie.

Conseils pour faire face au deuil

Parlez-en

Partagez votre chagrin avec des amis, de la famille, des personnes qui vivent la même chose que vous ou un thérapeute professionnel. Parler peut être thérapeutique et peut vous aider à organiser vos sentiments.

Chérissez les souvenirs

Créez un album photo, écrivez un poème ou plantez un arbre en souvenir de votre cheval. Ou, si la fin de votre cheval approche, faites une empreinte de son sabot avec de l'encre sur un morceau de papier que vous pourrez encadrer. Honorez les souvenirs d'une manière qui a du sens pour vous. Les possibilités sont infinies.

Commémorez votre cheval

Créez un lieu dans le pré ou dans la forêt où vous pourrez commémorer votre cheval. Placez-y une photo, une belle pierre ou un autre souvenir. Certaines personnes enterrent un morceau de sabot, une mèche de crins ou répandent les cendres de leur cheval incinéré. Vous pouvez également faire fabriquer un bijou avec les crins ou les cendres de votre cheval.

Recherchez du soutien

Entrez en contact avec des gens qui, par expérience, comprennent ce que vous traversez. Partagez vos expériences et trouvez du réconfort dans des histoires partagées. Partagez également des photos de votre cheval. Cela aide vraiment d'entendre des autres à quel point votre cheval était adorable..

Prenez soin de vous

Le deuil peut être lourd pour votre santé physique et mentale. Mangez sainement, faites de l'exercice en quantité suffisante et reposez-vous. Accordez-vous également de petits moments de bonheur. Vous avez le droit d'être joyeux si vous voyez un jeune cheval dans le pré. Cela ne signifie pas que votre chagrin pour votre cheval est moindre.

Différentes formes de deuil

Le deuil est une expérience individuelle qui peut varier considérablement d'une personne à l'autre. Certaines personnes trouvent du réconfort en parlant de leurs sentiments, tandis que d'autres ont besoin de temps pour être seules. Il est important de reconnaître qu'il n'y a pas de « bonne » façon de faire son deuil. Certaines personnes peuvent rapidement reprendre leur routine quotidienne, tandis que d'autres ont besoin de plus de temps pour surmonter la perte. Il est important de vous permettre de faire votre deuil d'une manière qui vous convient, sans vous laisser influencer par les attentes des autres.

Le processus de deuil peut être long

La perte de votre cheval peut avoir un impact durable et il est normal que la tristesse ne disparaisse pas immédiatement. Des dates spéciales, comme l'anniversaire ou le jour où votre cheval est décédé, peuvent raviver le chagrin. Sachez que le deuil est un processus qui prend du temps et assurez-vous de vous autoriser à faire votre deuil, même si les autres s'attendent à ce que vous ayez déjà surmonté votre chagrin.

> *« Quand ma jument Kelly est décédée, mon monde s'est effondré », a écrit Emma. « Nous avions été ensemble pendant vingt ans. Il était impossible d'imaginer une vie sans elle. Mais en parlant à d'autres cavaliers, qui comprenaient mon chagrin et en chérissant mes souvenirs, j'ai pu avancer petit à petit. »*

L'impact sur la vie quotidienne

La perte d'un cheval peut non seulement être lourde sur le plan émotionnel, mais elle peut aussi entraîner des défis pratiques. Le rythme de la journée peut changer, surtout si vous aviez l'habitude de passer beaucoup de temps avec votre cheval ou si vous deviez voyager pour lui. Les tâches à l'écurie et au pré peuvent devenir différentes. Soudain, vous n'avez plus besoin de faire tremper le foin pour votre cheval fourbu ou de donner une demi-cachet de pergolide deux fois par jour à votre vieux cheval atteint de PPID. Ça, c'est aussi très déstabilisant.

Gérer les sentiments de culpabilité

Il arrive souvent que les personnes qui perdent un cheval soient en proie à des sentiments de culpabilité et d'auto-accusation. Vous pouvez vous sentir coupable des décisions que vous avez prises ou vous demander si vous auriez pu faire plus ou différemment pour votre adorable cheval.

Il est tout à fait normal d'avoir ces sentiments, mais il est aussi important de réaliser qu'ils sont souvent non fondés. Ce qui aide, c'est de parler de ces sentiments et de les partager avec d'autres, afin qu'ils ne rongent pas votre santé mentale. Vous pouvez également demander à votre vétérinaire de vous dire une fois de plus comment il a vu votre cheval et ce qu'il pense de votre décision d'euthanasie.

Une aide professionnelle pour le deuil

Parfois, le deuil peut être si accablant qu'une aide professionnelle est nécessaire. Un thérapeute du deuil (voir page 81) peut offrir un soutien précieux et vous aider à gérer vos émotions de manière saine. Sachez que chercher de l'aide professionnelle n'est pas un signe de faiblesse, mais de force et de prendre soin de vous.

> *« Quand vous êtes dans la tristesse, regardez à nouveau dans votre cœur et vous verrez que vous pleurez ce qui vous a apporté de la joie. »*
> *– Lao Tseu –*

LE DEUIL ANTICIPÉ

La perte d'un être cher – y compris, bien entendu, un cheval – peut provoquer un sentiment profond de chagrin et de confusion. Dans la première partie de ce chapitre, nous avons abordé les cinq phases du deuil que vous pouvez traverser après la perte de votre cheval.

La perte qui est encore à venir

Ce qui est parfois oublié ou sous-estimé, c'est que vous avez peut-être déjà traversé ce processus avant même que l'euthanasie de votre cheval n'ait lieu. C'est ce que l'on appelle le deuil anticipé, c'est à dire un deuil qui survient pour la perte à venir. C'est une période complexe et émotionnellement difficile, mais qui est aussi une étape essentielle du processus de deuil global. Elle vous permet de vous préparer à la perte, de commencer à dire au revoir et de chercher du soutien auprès d'autres personnes qui vivent la même chose.

Si vous avez récemment perdu votre cheval, poney ou âne, il pourrait être utile pour vous de reconnaître que vous avez déjà effectué, en quelque sorte, une grande partie du travail. Revenez sur la manière dont vous avez géré ce premier processus de deuil, tirez-en des leçons ou ayez confiance en vous pour trouver la force de continuer.

Sunny et Jazz

Pour mieux comprendre les similitudes, comparons le processus de deuil anticipé de Gaëlle et de son cheval fourbu, Sunny, avec le deuil classique de Solange, qui a dû faire euthanasier son poney Jazz en raison d'un PPID avancé.

Phase 1 : Le déni

Dans cette phase, vous refusez d'accepter la perte, car la réalité de la situation est trop difficile à affronter.

- Gaëlle ne peut accepter que Sunny doive être euthanasié. Elle se dit : *« Ce n'est pas possible. Sunny a toujours été en parfaite santé. C'est sûrement une erreur. »*
- Solange a également beaucoup de mal à accepter que Jazz ne soit vraiment plus là. Elle confie : *"« Je n'arrive tout simplement pas à croire qu'il soit parti. Chaque matin, j'ai l'impression qu'il m'attend dans le pré pour que j'aille le chercher. »*

Phase 2 : La colère

Une fois que le déni s'estompe, la colère prend sa place. Vous pouvez ressentir une grande fureur face à cette perte et vous demander constamment pourquoi cela vous arrive.

- Gaëlle : *"« Pourquoi est-ce que ça arrive à mon cheval ? C'est tellement injuste ! Pourquoi est-ce que c'est Sunny qui doit attraper cette horrible maladie ? »*
- Solange : *« Jazz ne méritait pas ça et moi non plus ! J'ai l'impression que tout s'acharne contre moi, que l'univers veut simplement me voir souffrir ! C'est tellement frustrant ! »*

Phase 3 : Le marchandage

Dans cette phase, vous cherchez des moyens d'éviter la perte imminente ou d'en atténuer l'impact. Vous essayez de marchander avec vous-même, avec d'autres personnes, ou même avec une force supérieure.

- Gaëlle essaie de marchander avec le vétérinaire : *« Peut-être que nous pourrions essayer un traitement alternatif ? Je suis prête à tout pour la sauver. S'il vous plaît ! »*
- Solange, quant à elle, marchande avec elle-même, se demandant si elle aurait pu faire les choses différemment pour éviter la perte : *« Si j'avais augmenté ses médicaments, peut-être qu'il serait encore avec moi. J'aurais peut-être dû me battre plus fort pour le sauver, chercher plus de solutions. D'un autre côté, n'ai-je pas déjà tout fait ? »*

Phase 4 : La dépression

Lorsque le marchandage n'est plus efficace, un sentiment de chagrin et de désespoir s'installe. Cela peut même conduire à un état dépressif, où vous pouvez vous sentir totalement dépassé et perdu.

- Gaëlle : *« Je suis si triste et impuissante. Comment pourrais-je vivre sans Sunny ? Elle est tout pour moi. »*
- Solange est évidemment profondément affligée par la perte de Jazz et a énormément de mal à s'habituer à une vie sans lui. Elle confie : *« Je me sens complètement vide et perdue sans lui. Il a laissé un vide immense dans ma vie. Je ne sais pas comment je vais m'en sortir. »*

Phase 5 : L'acceptation

Finalement, les gens atteignent un stade où ils peuvent accepter la perte et commencer à s'adapter à la nouvelle réalité. Atteindre cette phase ne signifie pas que vous avez oublié la perte ou que vous ne ressentez plus de chagrin. Cela signifie simplement que vous avez trouvé des moyens de la gérer et de poursuivre votre vie.

- Gaëlle finit par accepter qu'elle doit laisser partir son cheval. Elle lui dit même à voix haute : *« C'est très difficile de te dire au revoir, mais je sais et je comprends que c'est la meilleure solution pour toi. Je te porterai toujours dans mon cœur, Sunny. »*
- Solange atteint également cette phase : *« Même si c'est l'une des décisions les plus difficiles que j'aie jamais prises, je comprends que le moment était venu de laisser partir Jazz. Je chéris les souvenirs de notre temps ensemble et me console en me disant qu'il ne souffre plus. »*

Un chemin d'amour et de souvenir

Il est essentiel de se rappeler que chacun traverse ce processus à sa propre vitesse et à sa manière. Il n'y a pas de bonne ou de mauvaise façon de faire son deuil. C'est un processus personnel qui demande du temps et de la patience. N'hésitez pas à demander de l'aide et à partager vos sentiments avec d'autres personnes. C'est un voyage difficile, mais c'est aussi un chemin vers la guérison. Et bien que cela puisse être très douloureux, c'est aussi un chemin rempli d'amour et de souvenirs de votre cheval, poney ou âne.

> *« La perte fait partie de la vie. En en faisant pleinement l'expérience, nous pouvons apprendre à ressentir une joie et une compassion plus profondes. »*
> *– Pema Chödrön –*

PEUT-ON REGRETTER SA DÉCISION ?

Le regret est une émotion négative qui apparaît lorsque l'on réalise ou l'on suspecte qu'une action différente dans le passé aurait pu conduire à un meilleur résultat. C'est enfoncer une porte ouverte que de le dire, mais selon cette sèche définition, on peut tout regretter. Cela inclut donc l'euthanasie.

Prendre la décision de mettre fin à la vie de votre cheval est une décision extrêmement lourde qui s'accompagne d'émotions intenses. Même si, à ce moment précis, la décision vous a paru totalement rationnelle, des doutes ou des sentiments de regret peuvent survenir après coup. Ces sentiments sont invariablement nourris par la sagesse du recul. Tant que vous êtes pleinement conscient de cela, la probabilité que le regret se transforme en auto-flagellation est minime.

> *« Ce matin, j'ai relu une success story sur un forum consacré à la fourbure », écrit Robert. « J'ai immédiatement pensé: comment se fait-il que cela se soit si mal terminé pour mon cher Mingus, alors que ce cheval était encore plus gravement atteint ? L'ai-je peut-être laissé partir trop tôt ? »*

Que dois-je faire face à ces sentiments de regret ?

Comme nous l'avons dit, ils sont toujours basés sur la connaissance que vous avez maintenant. Si vous venez de découvrir un nouveau traitement qui aurait peut-être pu aider votre cheval, gardez à l'esprit que tout est contenu dans les mots « vous venez de découvrir ».

Peut-être votre situation personnelle a-t-elle changé entre-temps, vous donnant maintenant plus de temps ou de ressources pour vous occuper d'un cheval malade. Mais, malheureusement, ce n'était pas le cas à l'époque. Ne vous en voulez pas.

« *It's funny how you don't know what you've got, until it's gone* » (c'est étrange comme on ne réalise pas ce qu'on a, avant de l'avoir perdu), chantait Joni Mitchell en 1970. Et il est vrai que certaines personnes ne réalisent qu'après coup à quel point le lien émotionnel avec leur cheval était fort, plus fort qu'elles ne l'avaient imaginé sur le moment.

Pour ces trois exemples et bien d'autres, il est simple de retenir que vous ne pouvez pas changer le passé et que vous avez fait ce qui vous semblait le mieux à l'époque. Parlez de ces sentiments avec vos amis, votre famille, votre vétérinaire ou un thérapeute. Partagez votre expérience dans un groupe de soutien. Pardonnez-vous et, si cela vous apaise, demandez pardon à votre cheval disparu par la pensée.

QUE FAIT UN THÉRAPEUTE DU DEUIL ?

Un thérapeute du deuil accompagne les personnes dans le processus de gestion et d'acceptation d'une perte. Cela peut concerner le décès d'un être cher, mais également la perte d'un animal de compagnie, d'un emploi, d'une amitié ou d'une relation amoureuse.

Le rôle du thérapeute

Le thérapeute du deuil vous offre un environnement émotionnellement sécurisant où vous êtes libre d'exprimer absolument tout ce qui touche à votre perte et aux sentiments qui y sont associés.

Le rôle du professionnel consiste à vous aider à naviguer à travers les diverses émotions qui accompagnent le deuil, tels que la tristesse, la colère et les sentiments de culpabilité. Vous apprenez à donner un sens à cette perte et à gérer le stress et la douleur de manière saine, afin de retrouver une meilleure maîtrise de votre vie. Le thérapeute peut, si nécessaire, vous aider à reprendre progressivement votre routine quotidienne et à participer à nouveau à des activités sociales..

Quand la thérapie peut-elle être utile ?

Une thérapie du deuil peut être bénéfique si vous constatez que vous avez des difficultés persistantes à gérer votre perte. Cela peut se manifester par divers symptômes, tels que :

- Une tristesse intense et des sentiments de solitude
- Des troubles du sommeil, de la fatigue et des problèmes de concentration
- Des plaintes physiques (symptômes somatiques)
- Une perte d'intérêt pour des activités qui vous plaisaient auparavant
- Des difficultés à fonctionner dans votre vie quotidienne

Le choix du professionnel

Il n'existe aucun titre officiel ou enregistrement protégé pour le « thérapeute du deuil » en France ou en Belgique. Cela signifie que n'importe qui peut s'attribuer ce titre, même sans formation ou expérience spécifique dans ce domaine. Certaines formations ou certifications privées existent néanmoins. Elles peuvent donner une indication de compétence, mais n'offrent aucune protection légale ni norme uniforme. Le contexte légal pour les autres titres est différent.

- **En France**
  Le titre de « psychothérapeute » est strictement encadré et protégé. Il est réservé aux médecins (souvent psychiatres) ou aux psychologues titulaires d'un Master, après validation d'une formation complémentaire en psychopathologie clinique et inscription auprès de l'Agence Régionale de Santé (ARS).
- **En Belgique**
  Le titre de « psychologue clinicien » est protégé et la pratique de la psychothérapie est strictement réservée aux professionnels qualifiés, tels que médecins, psychiatres ou psychologues cliniciens, selon les règles établies par les instances régionales.

Ainsi, de nombreux psychologues, psychothérapeutes (en France) ou psychologues cliniciens (en Belgique) se sont spécifiquement orientés vers la gestion du deuil.

Rappelez-vous : quelle que soit leur appellation officielle, la spécialisation en deuil n'est pas automatique. Il est donc essentiel de vous informer sur la formation et l'expérience spécifique dans le domaine du deuil de la personne dont vous sollicitez l'aide.

COMMENT LES AUTRES CHEVAUX GÈRENT-ILS LA PERTE DE LEUR COMPAGNON DE TROUPEAU ?

De plus en plus de recherches scientifiques suggèrent que les animaux non humains sont également capables de ressentir des émotions telles que la tristesse et le deuil. Bien que les chevaux ne fassent pas leur deuil de la même manière que les humains, ils présentent bel et bien des comportements ou des symptômes physiques qui indiquent un processus de deuil.

Changements comportementaux

Les chevaux qui perdent un compagnon de troupeau peuvent devenir apathiques, manger ou boire moins, être moins sociables et passer plus de temps seuls. Certains peuvent devenir craintifs ou même agressifs. L'inverse se produit également, où ils deviennent plus affectueux envers les chevaux restants ou leurs soigneurs.

Communication

La manière dont les chevaux communiquent entre eux peut aussi changer. Ils peuvent hennir, se sentir ou se toiletter mutuellement moins souvent. À l'inverse, certains chevaux émettent plus fréquemment des sons comme des hennissements ou des soufflements, comme s'ils cherchaient leur compagnon disparu.

Troubles physiques

Il arrive que les chevaux développent des problèmes médicaux en raison du stress et du chagrin. Pensez notamment aux ulcères gastriques ou à la fourbure. Le stress chronique peut affaiblir le système immunitaire, ce qui peut réduire la capacité du corps à réparer les inflammations et les dommages.

Soins et attentions

N'ignorez ou ne minimisez pas ces changements et accordez aux chevaux des soins et une attention supplémentaires pendant cette période de deuil. En cas de problèmes médicaux, faites évidemment appel à un vétérinaire.

DONNEZ AUX AUTRES CHEVAUX L'OCCASION DE FAIRE LEURS ADIEUX

Dans la continuité de ce que nous venons de dire sur le deuil chez les chevaux, il est judicieux de leur donner la possibilité de se convaincre que leur compagnon de troupeau n'est plus parmi les vivants. Les chevaux sont, en effet, des animaux sociaux qui peuvent entretenir des liens très forts entre eux.

En leur offrant la chance de voir et de sentir le cheval décédé, vous les aidez à comprendre que leur ami est parti. Cela peut, en partie, prévenir l'apparition des changements comportementaux ou des troubles physiques liés au stress et à la confusion dont vous avez pris connaissance précédemment..

Voici la marche à suivre

Amenez vos chevaux vers le corps du cheval décédé ou donnez-leur accès à cet endroit, afin qu'ils puissent s'y rendre de leur propre initiative. La plupart des chevaux voudront sentir le corps, souffler dans le nez, le lécher, le mordiller doucement à l'oreille ou simplement se tenir autour de lui. Ce processus peut durer de quelques minutes à une heure ou plus, selon la force du lien qu'ils entretenaient.

Surveillez la situation, car il arrive parfois qu'un cheval se mette à taper le corps du cheval mort avec ses antérieurs ou à tirer sur un membre. Cela peut causer des dommages. Évidemment, votre cheval décédé n'en souffrira pas, mais cela vous serait un spectacle désagréable

.

L'absence d'intérêt

Certains chevaux semblent n'avoir aucun intérêt pour de tels adieux. Ils ne jettent pas un regard au corps et continuent de brouter à proximité comme si de rien n'était. Il se peut, bien sûr, que cela ne les affecte réellement pas, mais surveillez tout de même ces chevaux au cours des prochains jours et soyez attentif à leur comportement et à leur santé physique.

Dès que les chevaux semblent avoir terminé le processus de salutation, vous pouvez retirer le corps du cheval décédé ou le recouvrir s'il se trouve déjà à l'endroit où il sera récupéré. Assurez-vous que le retrait se fasse calmement et avec respect, afin de ne pas stresser inutilement les autres chevaux.

COMMENT AIDER VOTRE ENFANT ENDEUILLÉ

La perte d'un animal de compagnie n'est jamais facile et pour les enfants, la douleur des adieux à leur cheval ou poney adoré peut être particulièrement intense. Le lien unique qui unit les enfants et les chevaux est souvent synonyme de loyauté illimitée, de confiance et même de sens à la vie. La rupture soudaine de ce lien au moment du décès de l'animal laisse un vide profond. En tant que parent, vous souhaitez soutenir votre enfant de toutes les manières possibles durant cette période difficile et l'aider à gérer ses sentiments de tristesse et de perte. Mais par où commencer ?

Honnêteté et ouverture

Les enfants ont droit à des informations honnêtes et compréhensibles concernant la perte de leur ami. Soyez ouvert sur ce qui s'est passé. Utilisez un langage simple et clair, adapté à l'âge et au niveau de compréhension de votre enfant. Soyez prêt à répondre à leurs questions et à prendre leurs inquiétudes au sérieux. En étant ouvert, vous donnez à vos enfants l'occasion de comprendre et d'assimiler la perte à leur propre rythme.

Si vous avez bien préparé vos enfants émotionnellement, comme décrit à la page 60, vous pouvez maintenant faire référence à ce que vous avez déjà discuté ensemble à ce moment-là.

Écoutez leurs sentiments

Encouragez vos enfants à parler de ce qu'ils ressentent. Faites-leur savoir qu'il est tout à fait normal d'être triste, en colère ou confus. Écoutez activement ce qu'ils ont à dire et donnez-leur l'espace nécessaire pour exprimer leurs émotions. Cela peut les aider à se sentir compris et soutenus durant cette période difficile. En écoutant vos enfants, vous leur montrez que leurs sentiments sont importants et que vous êtes là pour eux, peu importe ce qu'ils traversent.

Créez un rituel commémoratif

Aidez vos enfants à créer un rituel ou une commémoration spéciale en l'honneur de leur compagnon. Cela peut prendre diverses formes : faire un album photo, planter un arbre ou des fleurs dans le jardin, réaliser un dessin ou écrire une lettre à leur cheval ou poney pour exprimer leurs sentiments. En créant un rituel commémoratif, vous donnez à vos enfants l'occasion de faire leurs adieux et d'honorer leur animal d'une manière qui a du sens pour eux.

Accordez de l'espace à la tristesse

Reconnaissez et respectez le besoin de vos enfants de faire leur deuil. Dites-leur qu'il est permis de pleurer, d'être en colère ou de s'isoler s'ils en ressentent le besoin. Faites preuve de patience et de compréhension pendant qu'ils trouvent leur propre façon de gérer leur chagrin. Faites savoir à vos enfants que vous êtes là pour eux et qu'ils peuvent toujours se tourner vers vous s'ils ont besoin de soutien ou d'une oreille attentive.

Offrez réconfort et soutien

Offrez réconfort et soutien à vos enfants par des câlins, des mots de compassion et une aide pratique. Parlez ensemble des beaux souvenirs qu'ils gardent de leur ami. C'est ainsi que vous les aidez à se sentir soutenus et aimés durant cette période de tristesse.

Pensez à votre propre processus de deuil

La perte d'un cheval peut affecter toute la famille. Mais observer la peine que traversent vos enfants peut aussi être une lourde expérience émotionnelle pour vous. Sachez que les enfants réagissent souvent aux émotions de leurs parents et les reflètent. Prenez le temps de traverser votre propre processus de deuil.

Soyez ouvert quant à vos sentiments, mais veillez à ne pas surcharger vos enfants avec votre propre chagrin. Cherchez du soutien auprès d'autres adultes ou de professionnels, si nécessaire. En prenant soin de vous, vous serez mieux en mesure d'être là pour vos enfants et de leur offrir le soutien et l'encadrement dont ils ont besoin maintenant.

Cherchez une aide professionnelle

Si vous constatez que vos enfants luttent durablement avec leurs émotions ou ont du mal à gérer la perte de leur animal bien-aimé, n'hésitez pas à faire appel à l'aide professionnelle d'un pédopsychologue ou d'un thérapeute du deuil. Ces professionnels peuvent aider vos enfants à comprendre et à traiter leurs sentiments d'une manière adaptée à leur âge et à leur développement.

Amour, perte et résilience

La perte d'un animal peut être une importante leçon sur l'amour, la perte et la résilience. En soutenant et en encadrant vos enfants tout au long de ce processus, vous les aidez non seulement à gérer la perte de leur cheval ou poney, mais aussi à développer des compétences émotionnelles essentielles pour l'avenir.

PARLER DE CETTE DÉCISION AVEC VOTRE ENTOURAGE

Après avoir lu les pages précédentes sur l'euthanasie, il vous sera sans doute apparu clairement que ce n'est pas un sujet que l'on gère seul. Tôt ou tard, vous devrez ou souhaiterez en parler avec d'autres. Et c'est une bonne chose, car le partage de vos sentiments avec quelqu'un qui vous écoute peut être très soulageant, voire libérateur.

De plus, une autre personne, qu'elle ait vécu la même expérience ou non, peut vous offrir une perspective différente sur la situation. Enfin, parler de votre perte peut vous aider à mieux l'assimiler.

Conseils pour engager la conversation

Choisissez la bonne personne. Il peut s'agir d'un bon ami, d'un membre de la famille, de votre vétérinaire, d'un thérapeute ou de toute autre personne en qui vous avez confiance et qui est capable de vous écouter sans jugement.

Choisissez un endroit calme pour la conversation, où vous ne serez pas dérangé et où vous vous sentez tous les deux à l'aise. Informez les autres que vous souhaitez parler en tête-à-tête sans interruption. Une promenade, tout en discutant, est souvent un excellent moyen d'y parvenir.

Commencez la conversation vous-même en disant, par exemple : « J'ai dû prendre une décision difficile et j'aimerais en parler avec vous. » Expliquez également à votre interlocuteur pourquoi vous l'avez choisi.

Faites-le d'une manière qui n'est pas involontairement manipulatrice. Dites donc : « J'espère que vous voudrez bien m'écouter et peut-être m'aider un peu », au lieu de : « Vous devez m'aider, sinon je n'y arriverai pas. »

Soyez ouvert et honnête. Parlez de vos sentiments, de vos doutes et des raisons qui vous ont menées à cette décision. Ne restez pas indéfiniment bloqué sur un seul point et n'essayez pas non plus de convaincre l'autre. Racontez simplement la situation et la manière dont vous la voyez et la vivez.

Utilisez des « messages en je » (messages qui commencent par « je »). Dites par exemple : « J'ai pris cette décision parce que je ne voulais pas que mon cheval souffre inutilement », au lieu de : « Vous comprenez bien que je ne pouvais pas continuer ainsi avec mon cheval », ou : « Le vétérinaire a dit que ce n'était plus éthiquement responsable. »

Écoutez l'autre. Donnez-lui l'espace de réagir et écoutez attentivement ce qu'il ou elle a à dire. Votre interlocuteur souhaite également pouvoir être ouvert quant à ses sentiments dans cette conversation.

Gérer la critique ou l'incompréhension

Puisqu'il s'agit d'un sujet si délicat, il n'est pas exclu que vous vous heurtiez à la critique ou à l'incompréhension. Essayez, tant bien que mal, de faire la distinction entre la critique constructive et les jugements de valeur. Si vous vous sentez critiqué ou interpellé, exprimez-le de manière aimable et non accusatrice et indiquez que ce n'est pas ce dont vous avez besoin pour le moment.

Acceptez également que tout le monde ne sera pas entièrement d'accord avec vous. Les personnes qui sont ou ont été dans la même situation que vous auront une vision colorée par leur propre chagrin. Les personnes qui n'ont ni chevaux ni autres animaux de compagnie peuvent parfois avoir du mal à imaginer ce que votre cheval représente pour vous. Essayez néanmoins de tirer le positif de leur réaction et laissez le reste de côté.

Conclure la conversation

Dès que vous sentez que vous avez pu raconter votre histoire ou que vous avez suffisamment d'éléments positifs pour avancer, mettez fin à la conversation. Vous le faites également si, contre toute attente, la discussion a pris une tournure qui ne vous est pas bénéfique. Terminez toujours sur une note positive. Remerciez l'autre d'avoir pris le temps de vous écouter.

Le récit d'Ylona – Pourquoi j'ai choisi la thérapie du deuil après le décès de Jazzybel

J'ai choisi de consulter un thérapeute du deuil peu de temps après le décès de ma chère Jazzybel. Suite à cet événement, qui a été traumatisant pour moi, j'avais peur de tomber dans un gouffre noir profond et je voulais absolument éviter cela. J'avais aussi la crainte de vouloir fuir cette douleur. Grâce à mon travail d'assistante sociale, je savais un peu à quoi m'attendre, mais c'était tout de même angoissant. Je savais en effet que la thérapie ne pourrait pas éliminer mon immense chagrin et mes sentiments de culpabilité. De plus, je réalisais que si le processus de deuil n'était pas mené correctement, cela pourrait avoir des conséquences sur ma santé.

La thérapie du deuil m'oblige à m'arrêter consciemment sur ma peine et mon manque. C'est un véritable moment pour moi-même et ces moments sont déjà très rares, car dans la vie de tous les jours, je suis principalement occupée à m'occuper des autres. J'ai maintenant reçu quelques outils pour mieux gérer la perte, le chagrin et les sentiments de culpabilité. Nous travaillons, par exemple, sur mes problèmes de sommeil et comment les améliorer grâce à une bonne respiration. Nous discutons de mes pensées limitantes et comment je peux apprendre à regarder la situation différemment. De nouvelles prises de conscience émergent ainsi pour moi.

Chaque semaine, je reçois des devoirs à la maison, où je dois répondre à des questions. Cela me permet de me rapprocher de mes sentiments et pensées intenses. Cela m'apporte une vue d'ensemble et, parfois, un peu plus de calme. Il y a des moments où je suis submergée par les émotions, pour ainsi dire, mais je sais aussi que cela s'estompera et pourra réapparaître plus tard. Ce sont des mouvements de vague et j'apprends également à m'y abandonner au lieu de les refouler.

Un conseil en or de ma thérapeute est de noter dans un carnet les pensées et les faits entourant la perte et de créer une ligne du temps de tous les événements autour de Jazzybel. Un chagrin intense signifie pour moi un amour intense.

Jazzybel était une jument incroyablement adorable et faire cette ligne du temps confirmera cela, car tous les souvenirs seront passés en revue. C'est un hommage à sa vie. Bien que j'aie du mal à commencer, car cela peut être très confrontant, cela m'aidera à traverser tout ce qui entoure sa perte. Ma thérapeute sait si bien l'exprimer lorsqu'elle dit : « Tisser la perte dans ta vie et apprendre à vivre avec. »

Je partage mon histoire parce que je veux transmettre aux autres qu'il peut être bon de faire appel à une aide professionnelle. Le décès d'un animal peut avoir un impact tellement fort et ce n'est pas toujours bien compris par tout le monde. Je suis très reconnaissante pour tout ce que Jazzybel m'a donné. Je ne l'oublierai jamais. Elle a déménagé dans mon cœur. Elle est née chez moi et est morte chez moi. Elle n'a pu vivre qu'à peine douze ans.

Ylona Oosthoek

Le récit de Narriman, thérapeute du deuil – À propos de Léa et Luna

Voici l'histoire de Léa, qui a perdu sa jument bien-aimée Luna après 20 ans de vie commune et qui lutte aujourd'hui contre le chagrin et la culpabilité. Luna est tombée malade et Léa a estimé, avec le recul, qu'elle n'avait pas bien interprété les signaux, même si elle avait tout fait pour maintenir Luna en bonne santé. Malheureusement, la santé de Luna s'est dégradée et le vétérinaire a finalement conseillé l'euthanasie. Il fut difficile pour Léa de prendre cette décision rapidement et la perte est restée longtemps insaisissable. Le dernier moment, en particulier, où elle a dû laisser partir Luna, fut une expérience traumatisante.

Où il y a du deuil, il y avait de l'amour

Léa dormait mal, était fatiguée, a eu du mal à fonctionner correctement au travail et a développé des symptômes dépressifs. Elle s'est mise en arrêt maladie. Dans son entourage, elle ne se sentait pas comprise par tout le monde. On lui conseillait souvent de prendre un autre cheval, mais pour Léa, Luna était irremplaçable. Luna était comme son enfant. Elle se sentait souvent seule face à sa peine. Avec mon aide en tant que thérapeute spécialisée en deuil et perte, Léa a appris à faire face à la perte de son cheval, à faire son deuil et à « tenir » Luna différemment. Luna fera toujours partie de sa vie, désormais dans son cœur.

Le premier pas vers l'aide

Lors de la première séance, j'ai écouté attentivement l'histoire de Léa. Elle m'a raconté comment Luna était sa meilleure amie et à quel point elle se sentait coupable de ne pas avoir remarqué les signes de la maladie de Luna plus tôt. J'ai posé des questions approfondies et j'ai donné à Léa la tâche d'écrire ses expériences et ses prises de conscience dans un carnet de bord. Cela l'a aidée à structurer ses pensées et à conserver ses souvenirs.

L'approche thérapeutique

En tant que thérapeute, j'ai commencé par normaliser les sentiments de Léa. Je lui ai expliqué que la culpabilité est un élément courant du deuil, surtout lors de la perte d'animaux de compagnie. J'ai introduit différentes techniques pour aider Léa à gérer sa culpabilité et à donner une place à son chagrin :

- **Thérapie cognitive et comportementale (TCC)**
  J'ai utilisé la TCC pour aider Léa à se remettre en question et à restructurer ses pensées négatives. Nous avons travaillé ensemble pour identifier les croyances irrationnelles concernant son rôle dans la maladie de Luna et les remplacer par des pensées plus réalistes et constructives.
- **Cohérence cardiaque**
  Cette thérapie respiratoire a pu aider Léa à rester dans le moment présent et à accepter ses émotions sans jugement. Cela lui a permis de libérer sa culpabilité et d'accueillir sa tristesse de manière saine.
- **Thérapie par l'écriture**
  Léa a été encouragée à écrire des lettres à Luna dans lesquelles elle pouvait exprimer ses sentiments de culpabilité, de tristesse et d'amour. Ce processus l'a aidée à explorer et à comprendre ses émotions.
- **Thérapie créative**
  Par la peinture, le dessin et le modelage, Léa a pu exprimer des émotions, des pensées et des expériences difficiles à mettre en mots. Cela l'a aidée à réduire son stress et à trouver un apaisement mental.
- **Thérapie EMDR**
  L'EMDR[(2)] est une thérapie de traitement des traumatismes qui permet de transformer les stimuli traumatiques (images, pensées ou sensations) susceptibles

2 EMDR : *Eye Movement Desensitization and Reprocessing* (désensibilisation et reprogrammation par mouvements oculaires)

de provoquer une forte réaction émotionnelle ou physique et qui sont stockés dans notre cerveau et notre corps.

Léa était, par exemple, convaincue qu'elle aurait dû être plus attentive et vérifier plus souvent si Luna allait bien. Elle pensait avoir suffisamment de connaissances pour ne pas négliger cela. Cette conviction, ainsi que d'autres croyances négatives sur ses manquements et sa culpabilité, ont pu être transformées chez Léa grâce à cette méthodologie.

Le chemin vers l'acceptation

Après plusieurs mois de thérapie, Léa a commencé à remarquer des changements en elle-même. Elle a commencé à comprendre qu'elle avait fait tout ce qu'elle pouvait pour Luna et que ce n'était pas de sa faute si Luna était tombée malade. Elle a réalisé qu'elle avait été une « maman de cheval » aimante et attentionnée. Elle a appris à se pardonner et a pris conscience qu'il était normal de faire des erreurs (même si elle n'avait rien fait de mal, compte tenu de ses capacités et de ses connaissances). Grâce à l'accompagnement, Léa a pu se défaire de ses sentiments de culpabilité et apprendre à vivre sainement avec son chagrin.

Une nouvelle perspective

Avec de l'aide, Léa a trouvé une nouvelle perspective sur elle-même et sur sa relation avec Luna. Elle a commencé à voir que son amour pour Luna n'était pas diminué par les erreurs qu'elle pensait avoir commises. Au lieu de cela, elle a commencé à se concentrer sur les beaux souvenirs qu'elles avaient partagés ensemble. Le parcours de Léa vers l'acceptation de soi et l'apprentissage à vivre avec sa perte n'a pas été facile, mais avec mon soutien, elle a trouvé un moyen d'avancer sans culpabilité. Elle a appris qu'il était bon de faire son deuil et que la perte de Luna ferait toujours partie d'elle, mais qu'elle ne la définirait plus.

Léa a conclu les séances par un rituel qu'elle a imaginé elle-même. La manière dont elle a exprimé cela fut très belle et lui a permis de boucler la boucle du deuil. La perte fait partie de la vie, mais Léa peut désormais continuer par ses propres moyens. Elle a appris à porter sa perte et quoi faire lorsque le chagrin la submerge inopinément.

Narriman el-Khattabi

POSTFACE

La décision de laisser partir votre cheval, votre poney ou votre âne est la plus difficile que vous ayez jamais eue à prendre en tant qu'homme ou femme de cheval, ou celle que vous aurez peut-être encore à prendre. J'espère du plus profond de mon cœur que ce livre vous aura aidé d'une manière ou d'une autre dans ce processus.

Rappelez-vous que vous n'êtes pas seul. De nombreuses personnes souhaitent partager votre chagrin avec vous. En étant ouvert à leur soutien et en chérissant avec elles les souvenirs de votre cheval, vous pourrez finalement avancer à nouveau, lentement mais sûrement.

La perte de votre grand ami ou amie laisse des traces indélébiles, mais ces cicatrices sont aussi la preuve ultime du lien unique et profond qui vous unissait.

> *« Ce que nous avons profondément aimé ne peut jamais nous être enlevé.*
> *Tout ce que nous aimons profondément devient une partie de nous. »*
> *– Helen Keller –*

Clermont-Ferrand, janvier 2026
Remco Sikkel

REMERCIEMENTS

Un merci tout particulier aux personnes qui ont accepté de partager dans ce livre l'histoire de la perte de leur cheval, poney ou âne. Il n'a certainement pas été facile de coucher ces mots sur papier, mais votre récit sera sans aucun doute d'une aide précieuse pour d'autres propriétaires de chevaux qui luttent actuellement avec la décision de l'euthanasie. Merci à Anna Raven, Emma Fournier, Gaëlle Lefèvre, Nancy Raats, Rémy G., Solange Mercier, Susan Vellenga et Ylona Oosthoek.

Mes remerciements vont également à la thérapeute du deuil Narriman el-Khattabi et aux vétérinaires Anna Pijpers, Daniëlle Smeets et Reinier Logcher pour leur aide professionnelle et leurs contributions.

Un immense merci à Christelle Brun, ma correctrice, pour son œil attentif, sa bienveillance et sa rigueur, qui ont permis à ce texte de trouver sa forme la plus juste.

ADRESSES

France

Déclarer une euthanasie et envoyer le passeport

- Institut Français du Cheval et de l'Équitation (IFCE)
  SIRE Bureau Traçabilité
  Route de Troche
  BP 3
  19231 Arnac-Pompadour Cedex
  0809 10 01 01
  info@ifce.fr
  www.ifce.fr/ifce/sire-demarches/mon-espace-sire/

Autopsie

- Anses Laboratoire de pathologie équine
  Unité d'animation et de centralisation de Resumeq
  14430 Goustranville
  02 31 79 79 58
  resumeq@anses.fr

Équarrissage

- Il n'existe pas de liste regroupant tous les équarrisseurs en France. Pour obtenir des informations locales, il est recommandé de rechercher sur Internet « Équarrissage » suivi du nom de votre département.

Don à la science

- **École Nationale Vétérinaire d'Alfort**
  7 avenue du Général de Gaulle
  94700 Maisons-Alfort
  01 43 96 71 00
  direction@vet-alfort.fr
  www.vet-alfort.fr
- **ONIRIS**
  101 route de Gachet, CS 40706
  44307 Nantes Cedex 3
  02 40 68 77 77
  contact@oniris-nantes.fr
  www.oniris-nantes.fr
- **École Nationale Vétérinaire de Toulouse**
  23 chemin des Capelles
  31076 Toulouse Cedex 3
  05 61 19 38 00
  www.envt.fr
- **VetAgro Sup**
  Campus Vétérinaire de Lyon / ENSV
  1 avenue Bourgelat
  69280 Marcy-l'Étoile
  04 78 87 25 25
  www.vetagro-sup.fr

Belgique

Déclarer une euthanasie et envoyer le passeport

- Confédération Wallonie-Bruxelles du Cheval (CWBC) / HorseID
  Rue des Champs Élysées 20
  5590 Ciney
  083 23 40 91
  info@cwbc.be
  www.horseid.be/public/fr/
  N.B. Vous devez d'abord créer un compte

Autopsie

- Sciensano
  Rue Juliette Wytsmanstraat 14
  1050 Brussel
  02 642 51 11

Équarrissage

- Rendac
  053 64 02 34
  collectionservice.rendac.com/order/horse_like

Don à la science

- **Université de Liège – Faculté de Médecine Vétérinaire**
  Quartier Vallée 2
  Avenue de Cureghem 7A-7D
  4000 Liège
  04 366 41 12
  doyen.fmv@uliege.be
  www.fmv.uliege.be
- **Université de Gand – Faculty of Veterinary Medicine**
  Salisburylaan 133
  9820 Merelbeke (Gand)
  09 264 75 03
  di07@ugent.be
  www.ugent.be/di/en

INDEX

A

B

C

P

Q

R

S

T

U

V

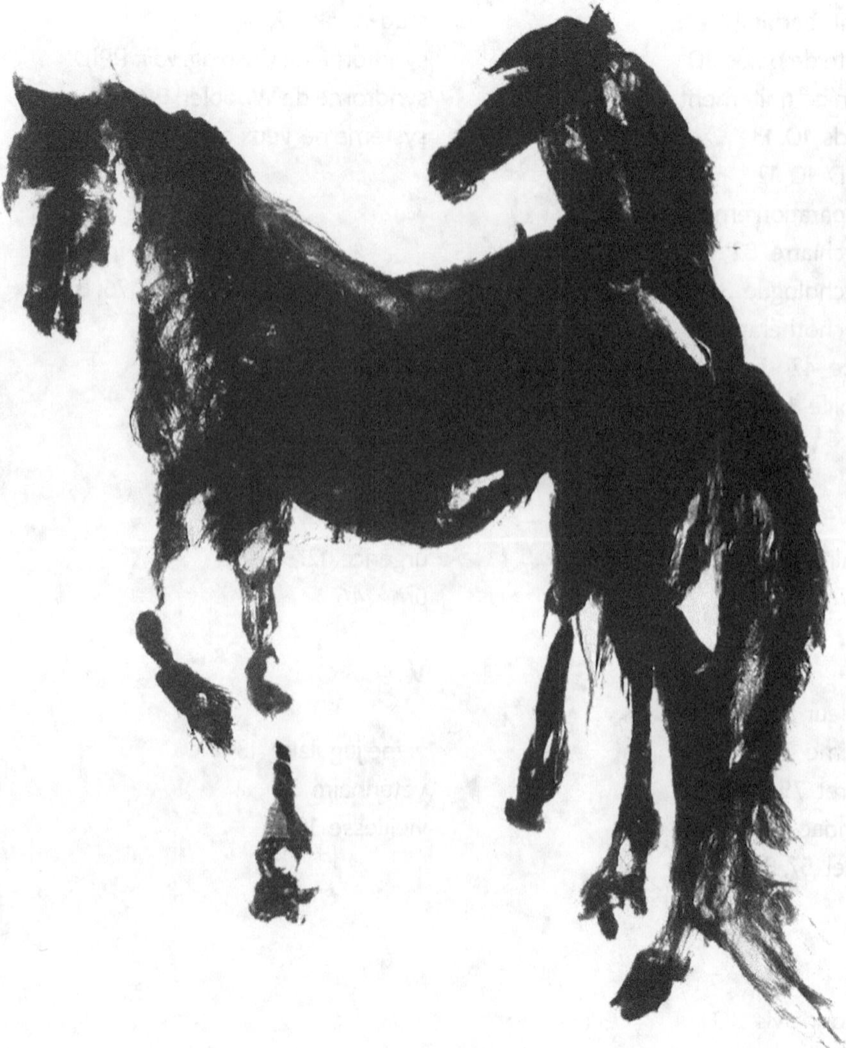

www.ingramcontent.com/pod-product-compliance
Lightning Source LLC
LaVergne TN
LVHW010059061026
849532LV00007BA/2639
* 9 7 8 9 4 9 3 0 3 4 2 8 0 *